世界初・認知症薬開発博士が教える

認知症予防 最高の教科書

杉本八郎 Hachiro Sugimoto

講談社

はじめに

「認知症にならないための、一番の方法はありますか」

私は世界初のアルツハイマー型認知症薬「アリセプト」を開発し、長年認知症の研究に携わってきました。そのためなのでしょう、この質問をよく受けます。

この質問に対して、私はにこやかにこう答えます。

「あぁ、最善の方法はね、70歳まで生きないことですよ」

そう答えると、皆さんびっくりした顔をされます。日頃から冗談好きの私のことを知っている人であれば、「またぁ」などと言って笑顔になられます。

しかし、２０１５年に厚生労働省が発表した調査結果によると、２０１２年の時点で、65歳以上の７人に１人が認知症と推計されていて、さらに認知症予備群を入れると、実に４人に１人が認知症とその予備軍にあたるという推計を見ると、あながち冗談ではなくなってしまうのです。

では、どうやったら認知症を防げるのでしょうか?

私が携わってきた薬の開発は、化合物の切れ端と切れ端を有機化学的な反応によって結合させ、新しい化合物を創る作業です。

そのため、創薬の現場においては、認知症予防のための効果的な食事や運動などに実際関わることはありません。

しかし、認知症に有効な化合物を知ることで、それらが含まれている食物やサプリメントは何かとお話しすることはできます。

私は今年78歳になりますが、頭もはっきりしていて、身体も健康です。現在も新薬の研究開発に携わっており、私の長年の夢であるアルツハイマーの「根本治療薬」の実用化を目指し、まだまだ現役です。

私が健康で毎日生き生きとした生活を送ることができる理由の一つに、認知症についてよくわかっていて、自《おの》ずとどのような食べ物がいいのか、どのような生活を過ごせばいいのかを理解し、実践しているというのがあるでしょう。

私は科学者ゆえに、結果に対しては慎重です。つまり、治験を経て得たエビデンスを示して、「それゆえに効果があります」と示す立場にあります。

そのため「これを食べれば認知症にならない」「このように生活すれば認知症にならない」と言い切るには抵抗があります。

おそらくそのためには、多くの人からデータを取り、分析をし、かなりの年月をかけた公的な資料が必要となります。

そのため、最初にこの本のお話を受けたときはかなり躊躇《ちゅうちょ》しました。

しかし、私の知り合いでもアルツハイマー型認知症を患い、一人住まいだったためかなり進行した状態でも気づかれず、周囲が気づいた時点でかなり悲惨な状態になっていた人物もいたため、日ごろから考えさせられることはありました。

彼の場合は、お金の管理ができなくなっていました。家中の家電が新品で、無人の部屋にも新しいクーラーがすべて取り付けられており、月の電気代が5万円という一人暮らしでは考えられない請求がきていました。

さらに銀行のキャッシュカードとクレジットカードの区別ができずに、クレジットカードでお金を借りるキャッシングをしており、雪だるま式に借金が膨らんでいました。当人は銀行のキャッシュカードで自分の口座からお金をおろしていると認識していたようです。

そんな人物を一人でも救えないかという思いもあり、また、日ごろ私が実践していることを紹介してもらえないか、という流れとなり、この本を執筆することになったのです。

現在日本において「2025年問題」が取り沙汰されています。

これは、第二次世界大戦後の1947〜1949年のベビーブームに生まれた、約800万人の人々が75歳以上の後期高齢者になるのが、この年だからです。

この時点で、認知症の患者数は約700万人にのぼると予想されており、医療費の増加や介護施設の不足などが懸念されています。さらに認知症の患者数は年を経て増加すると予想されています。

アルツハイマーになっても薬があるから大丈夫、という世の中にはまだなっていません。私が開発した「アリセプト」も根本治療薬ではなく、あくまでも症状の進行を抑える対症療法薬です。

世界的にも問題となっている高齢社会、認知症薬の開発に生涯をかけて取り組んできた私の経験が、お役に立てばと思い筆を執るに至りました。

杉本八郎

contents

第2章 認知症薬の研究でわかった、予防のための有効成分 39

第3章 認知症予防のための最高の食事法 43

第6章　認知症と闘うための10カ条　145

＊本文右横についてる番号は参考文献番号です。

第1章

〜65歳以上の
4人に1人が、
認知症とその予備軍〜

認知症
5つの誤解

私は、1961年に製薬会社のエーザイに入社してから、現在に至るまで約60年にわたり、薬の研究・開発を続けてきました。ありがたいことに、世界で初となるアルツハイマー型認知症の治療薬「アリセプト」の開発に成功するという幸運にも恵まれ、英国ガリアン賞特別賞（薬学会のノーベル賞といわれる）も受賞させていただきました。

こうした薬の開発に加えて、20代のころから続けているのが、「剣道」と「俳句」です。剣道は、現在七段。私は名前が「八郎」ですから、2年後の80歳までに「八段」を取りたいと、今でも出張の際には竹刀を持ち歩き、毎朝、ホテルの部屋で素振りを欠かさず行っています。

剣道をはじめ、武道では「相手の予想を裏切る」ことが肝要とされています。武道に限らず、ありとあらゆるスポーツやビジネスにも通じるところがあるかもしれません。

前置きが長くなりましたが、まずは、みなさんが抱いている「認知症」のイメージを、いい意味で裏切るところから始めたいと思います。

裏切るというと言葉があまり良くないですね。まずは、認知症に対する「誤解」や

「思い込み」を解いていただき、このあとの章で紹介する「予防」に関する知識を、ぜひ日常生活に生かしていただけたらと願っています。

誤解１　認知症は、年寄りがなる病気

「認知症」と聞いて、皆さんはどんなイメージをお持ちですか?

「だんだんと物忘れがひどくなる」「料理や着替えなどの日常生活が一人でできなくなる」「家族のことが、誰だかわからなくなってしまう」「徘徊や暴言などで、周囲に迷惑をかける」など、非常に大変なイメージを思い描く人が多いでしょう。

実は私の母親も73歳のとき(私が33歳)に脳血管性の病《やまい》に倒れ、認知症になりました。ちょうど、私が「デタントール」という降圧薬を開発し、ようやく親孝行ができると思っていた矢先のことです。

それから週2、3回、母を見舞うようにしていたのですが、ある日、いつものように訪ねると、「あんたさん、どなたでしたかね?」と、母から言われたのです。

「お母さん、私はあなたの息子の八郎ですよ」と作り笑顔で答えると「ああ、そうですか。私にも八郎という息子がいてね。同じ名前ですね」と…。

これは本当にこたえました。母は自分の息子の顔すらわからなくなってしまったんだと、ショックで悔しかったです。

私は、9人きょうだいの8番目で、「八郎」というのですが、母は、9人の子どもを、昼間はガラス工場で働き、夜は内職と、本当に苦労しながら育ててくれました。「そんな母親の認知症を治したい」という強い思いが、認知症の治療薬研究の原動力となりました。

残念ながら、母が75歳で生涯を閉じるまでに、新薬の開発は間に合いませんでしたが、それでも「母と同じ苦しみの中にいる人々を救いたい」という信念があったからこそ、アルツハイマー型認知症の治療薬「アリセプト」の開発に、世界で初めて成功することができたと実感しています。

少し話はそれましたが、このように認知症は本人にとっても、家族にとっても非常に苦しく、大変なものだというイメージを持っている人が多いでしょう。一方で、それは年配の人がなるもので、まだまだ自分には関係がないと、どこかひと事ではないでしょうか？

「認知症は、高齢者がなるもの」というイメージには、実は大きな誤解があります。「知っていますよ。認知症の原因となる病気には、30代や40代の人も発症する『若年性アルツハイマー』がありますよね」と、思われたかもしれません。

確かに、若くして発症する人もいないわけではありません。しかし、言うまでもなく、高齢者のほうが発症する確率は大幅に高くなります。年齢が5歳上がるごとに、2倍近くの発症率になります。65歳未満を1とすると、加齢によって発症確率は、次のように上がっていきます。

●65歳〜69歳　↓1・5倍
●70歳〜74歳　↓3・6倍
●75歳〜79歳　↓7・1倍

ただし、ここで考えていただきたいのは、歳をとるごとに発症確率が上がっていく認知症は、いったい何歳頃から、進行が始まっているのでしょうか？

実は、認知症の中でもアルツハイマー病の原因物質とされる、「アミロイドβ（ベータ）」が脳内にたまり始めるのは、40代後半からと研究でわかってきました。[1)]

「アミロイドβ」といきなり言われても、なんだか難しそうですよね。ご安心ください。覚えなくても大丈夫です！

簡単に言えば、神経の細胞膜で作られた、たんぱく質の一種のことです。このアミロイドβはいわば脳内にできたゴミです。正常な脳では、このゴミは脳から排出されます。ところが、年齢とともに排出する機能が衰え、40代後半から脳内にたまり始めると、悪さをするようになるのです。

たとえるなら、ゴミ収集車がなかなか来なくなって、家の前にゴミがたまってしまうようなものです。ゴミが玄関の前を塞いでしまって、周囲との連絡がうまく取れなくなってしまうのです。

脳内にたまり始めたアミロイドβは、凝集して最終的にアミロイド繊維となります。この塊が、神経細胞やシナプスに対して強い毒性を持つことが知られています。それを特殊な方法で確認すると、茶色いシミのように見えることから、「老人斑」と呼ばれています。脳の中に、アミロイドβが蓄積して、老人斑と呼ばれるシミができることが、アルツハイマー病の原因の一つだと考えられています。

これが、「アミロイド仮説」です。

もう一つの原因と見られている物質に、「タウたんぱく質」があります。

神経細胞には、さまざまな物質を運ぶためのレールのような構造があり、それを支える枕木のような役割を果たしているのが、タウたんぱく質です。

そのタウたんぱく質が、何らかの原因でリン酸とくっつくと(過剰にリン酸化されると)、糸くず状に固まります。その塊には毒性があり、結果的に神経細胞が死ぬと考えられています。

これが、「タウ仮説」です。

タウたんぱく質は、アミロイドβよりは遅く、60代後半からたまり始めるといわれています。

少し専門的な話になってしまいましたが、要は脳の中にたんぱく質の一種がたまり始めると、それが悪さをして、記憶障害が起こったり、神経細胞が死んだりして、アルツハイマー病を引き起こすと考えられています。

先に述べたように、このアミロイドβが40代後半から脳内に蓄積され始めると考えると「自分は、まだまだ若いから大丈夫！」と、感じていた皆さんも「他人事」ではなく、一気に「我が事」として実感してもらえたのではないでしょうか？

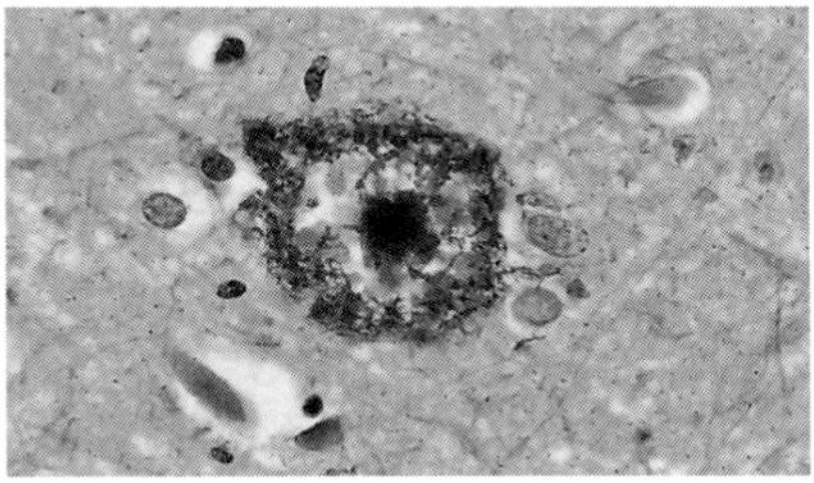

アミロイドβ

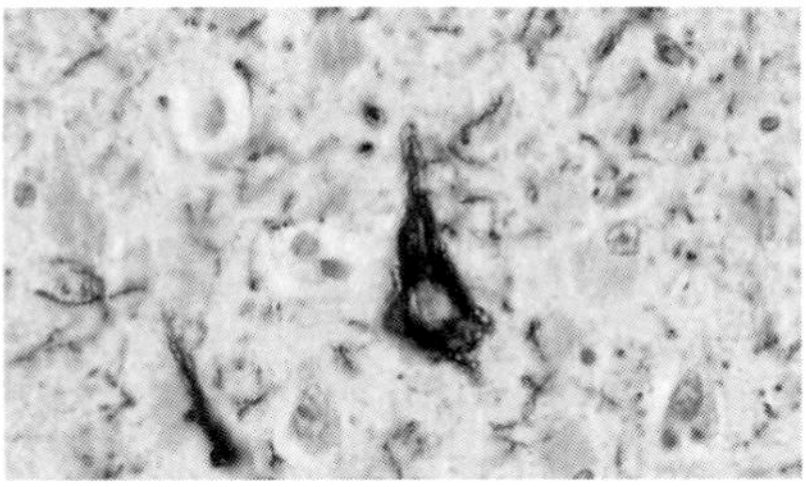

タウたんぱく質

東北大学医学部加齢医学研究所
荒井啓行教授提供

図 1. アミロイドβとタウたんぱく質の凝集塊

誤解 2 認知症は「病気」の一種

ここで、認知症についてより正しく理解するために、一度整理しておきましょう。認知症とは、実は「特定の病気を指す病名」ではありません。認知症とは、ちょっと専門的になりますが、**「獲得された知的機能が、後天的な脳の器質的障害によって持続的に低下し、日常生活や社会生活を営めなくなっている状態。それが意識障害のないときにもみられる」**（国際疾病分類第10版〈ＩＣＤ10〉アメリカ精神医学会精神医学統計便覧第４版）と定義されています。

簡単に言い直せば、「**さまざまな病気が原因となって、脳が弱ってしまい（精神機能が慢性的に減退・消失することで）、日常生活や社会生活を送ることができない状態**」を表す言葉です。

つまり、認知症という名前の病気があるわけではないのです。認知症の原因は一つではなく、70種類以上にも及びます。次の表1をご覧ください。

1	脳血管性障害	脳血管性認知症
2	脳神経 変性疾患	アルツハイマー病、ピック病、パーキンソン病、 レビー小体、ハンチントン舞踏病、 進行性核上性麻痺、皮膚基底核変性
3	感染症	クロイツフェルト・ヤコブ病などのプリオン病、 エイズ脳症、脳炎、髄膜炎、進行麻痺
4	腫瘍	脳腫瘍
5	その他の 中枢神経疾患	神経ベーチェット病、多発性硬化症
6	外傷	慢性硬膜下血腫
7	髄液循環障害	正常圧水頭症
8	内分泌障害	甲状腺機能低下症
9	その他の 内科疾患	慢性閉そく性肺疾患、糖尿病
10	栄養障害	ビタミンB12欠乏、 ウェルニッケ・コルサコフ症候群

『認知症治療薬開発の最前線』より改変（シーエムシー出版）[2)]

表 1. 認知症を引き起こす主な疾患

このように認知症を引き起こす病気は、「アルツハイマー病」や「脳腫瘍」などの脳に関連する病気から、「神経ベーチェット病」や「甲状腺機能低下症」など、一見すると脳とは関係のなさそうなものまで、さまざまな病気が含まれます。そのなかでも、原因として多いのが、次の４種類になります。

１　アルツハイマー型認知症
２　レビー小体型認知症
３　脳血管性認知症
４　前頭側頭型認知症

このうち、１のアルツハイマー型認知症がもっとも多く、全体の５割以上を占めるといわれています。また、１〜３のいわゆる「３大認知症」が、全体の約80％を占めています。患者数の多い順に、それぞれ簡単に説明しましょう

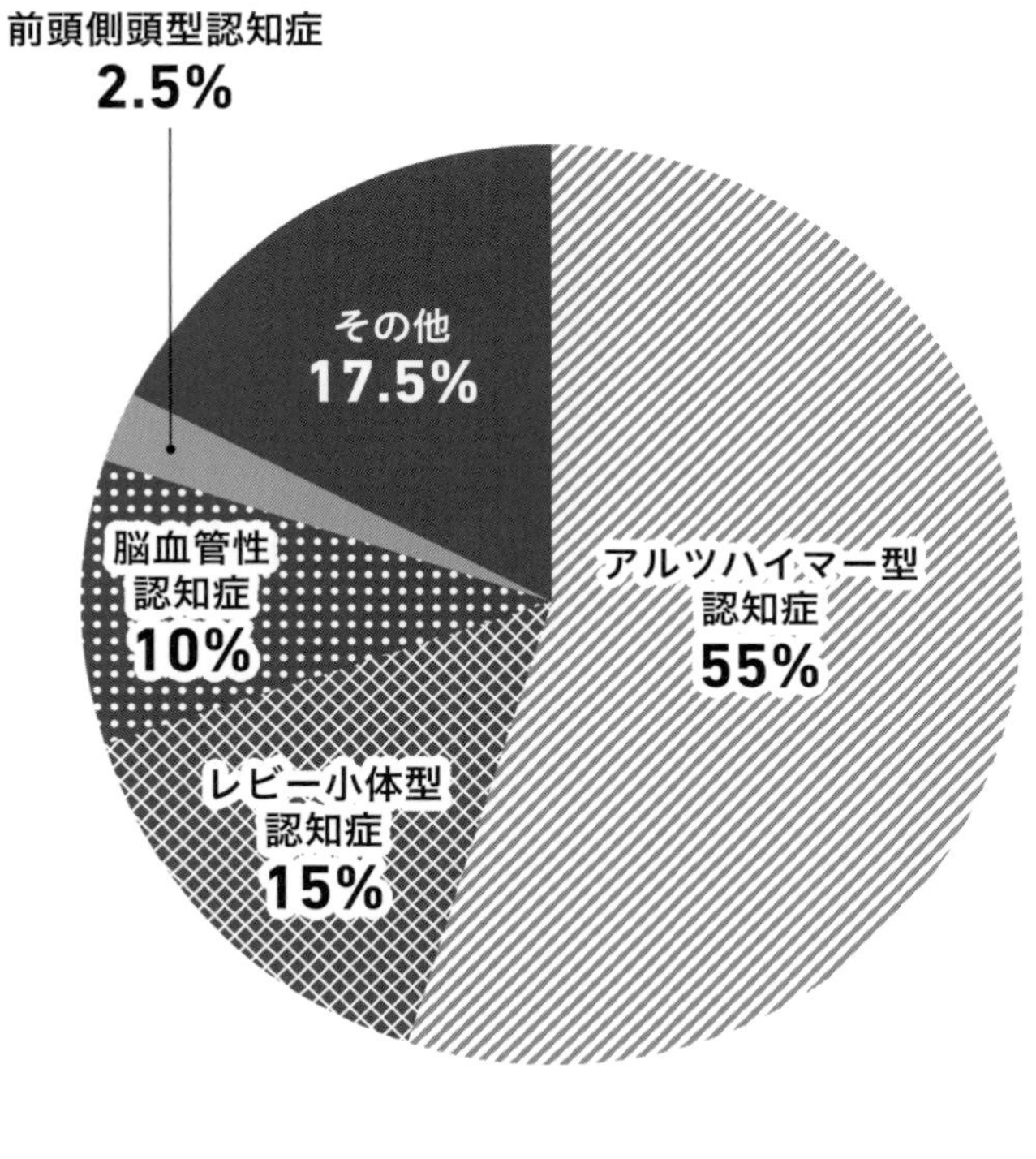

認知症 ONLINE 編集部[3)]
（2016年1月27日）

図 2. 認知症の分類

1　アルツハイマー型認知症

脳に異常なたんぱく質がたまり、神経細胞がダメージを受けることで起こります。今や認知症の半分以上を占め、認知症の代表格といえます。主に記憶障害や判断力障害などの症状が見られます。

2　レビー小体型認知症

レビー小体という異常なたんぱく質が神経細胞にでき、細胞が死滅することで起こります。幻視やパーキンソン病のような症状が現れることで知られています。

3　脳血管性認知症

脳血管が詰まって起こる脳梗塞や、血管が破たんしてしまう脳出血などにより、脳の細胞に酸素が送られなくなり、神経細胞が死んでしまうことで認知症が引き起こされます。私の母親も、この脳血管性認知症を患っていました。

4　前頭側頭型認知症

「前頭側頭型認知症」は、以前、ピック病と呼ばれていました。この病気は、病名のとおり脳の前頭葉と側頭葉が萎縮することで起こります。万引きや無銭飲食などの症状が見られる人もいます。認知症というと、物忘れが激しくなるというイメージがあるかもしれませんが「前頭側頭型認知症」は、記憶障害はあまり起こりません。また、働き盛りの時期に発症するケースが多いのも特徴です。

○認知症の人は、どれくらいいるの？

続いて、認知症の患者数についても、見てみましょう。「はじめに」でも述べましたが、厚生労働省が２０１５年に発表した調査結果によると、日本の認知症患者数は、２０１２年の時点で約４６２万人、65歳以上の高齢者の約７人に１人と推計されています。さらに、認知症の前段階とされる「軽度認知障害（ＭＣＩ）」、いわゆる認知症の予備軍は、約４００万人いるといわれています。両方を合わせると、65歳以上の高齢者の約４人に１人が、認知症とその予備軍となります。

○2025年には、高齢者の5人に1人が認知症に

問題はこれだけではありません。今後、高齢化がさらに進んでいくにつれて、認知

症の患者数は加速度的に膨らんでいくのは確実です。

いわゆる「団塊の世代」が75歳以上となる２０２５年には、認知症の患者数は７００万人前後に達し、65歳以上の高齢者の約５人に１人が認知症となると予想されています。５年後には、高齢者の約2割が認知症、という状況になるのです。

ちなみに、次頁の**図３**を見ていただくと、２０２５年以降も認知症の患者数は増え続け、２０３０年には８３０万人、２０５０年には１０００万人におよぶとみられています。

誤解３　認知症は治らない

認知症は、一度なってしまうと、だんだん物忘れがひどくなったり、時間や場所がわからなくなったり、幻覚や徘徊が起こるようになったりと、病状は進行していくばかりで、家族や周囲に身体的にも精神的にも、非常に大きな負担をかけてしまう…。

テレビのニュースやドキュメンタリー番組などで、断片的な情報を見聞きして「認知

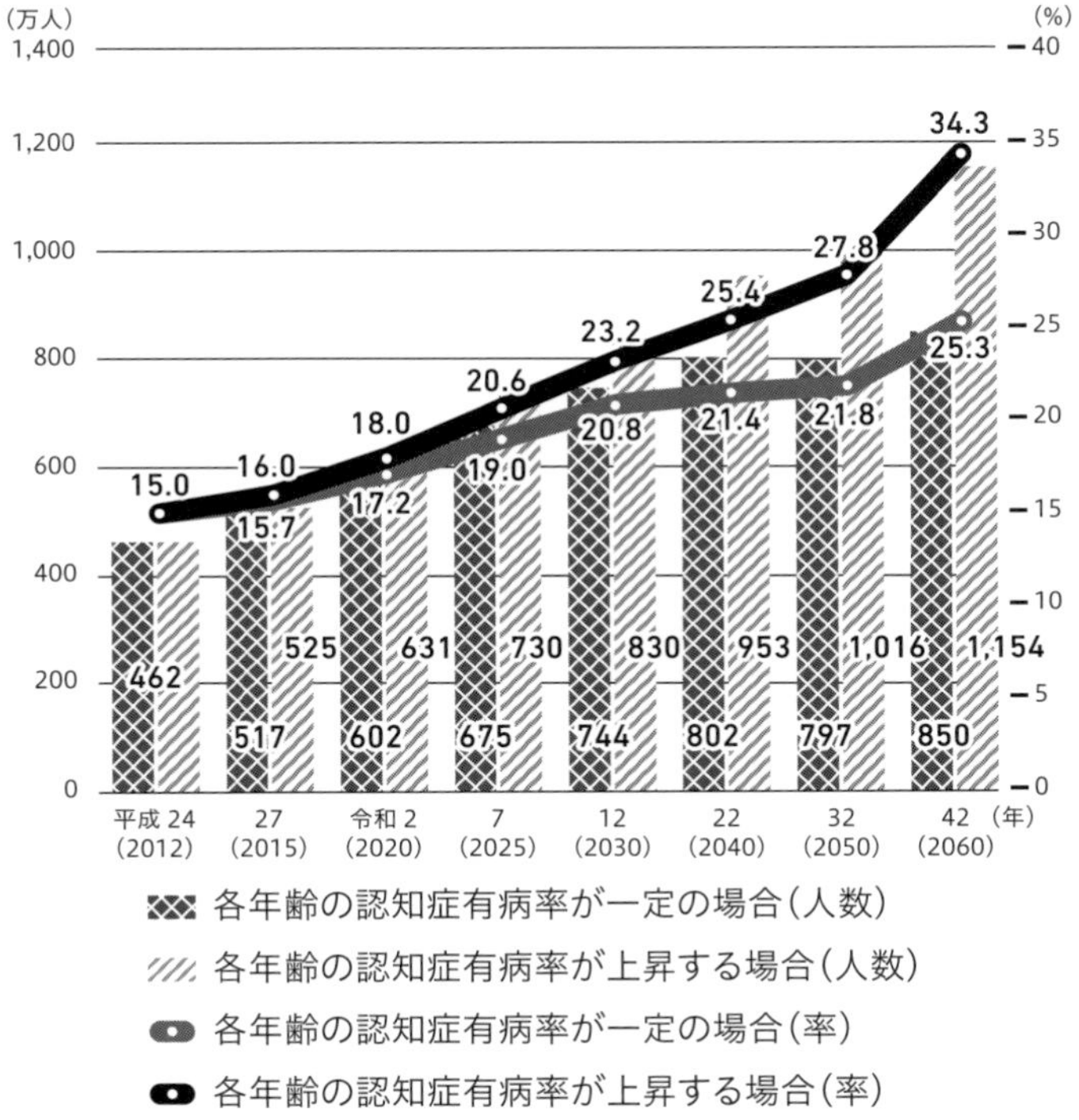

長期の縦断的な認知症の有病率調査を行っている福岡県久山町研究データに基づいた、
- 各年齢層の認知症有病率が、2012年以降一定と仮定した場合
- 各年齢層の認知症有病率が、2012年以降も糖尿病有病率の増加により上昇すると仮定した場合

＊久山町研究からモデルを作成すると、年齢、性別、生活習慣(糖尿病)の有病率が認知症の有病率に影響することがわかった。本推計では2060年までに糖尿病有病率が20％増加すると仮定した。

「日本における認知症の高齢者人口の将来推計に関する研究」(平成26年度厚生労働科学研究費補助金特別研究事業　九州大学二宮教授)より内閣府作成[4)]

図 3.　65 歳以上の認知症患者数と有病率の将来推計

症になってしまうと、もう良くならない。恐ろしい病気だ」というイメージを持っている人も、多いのではないでしょうか。

それは、認知症の一面だけを見た、大きな誤解です。しかも、その誤解によって、重要なことを2つも見落としてしまう危険性がありますので、ここで誤解を解いておきましょう。

1つ目は、**「認知症には、治る認知症もある」**ということです。先ほど、「【誤解②】認知症は「病気」の一種」のところでも述べましたが、認知症には、70種類を超えるさまざまな原因があります。認知症の症状を引き起こす病気は、アルツハイマー病が約半分で、残りの3割ぐらいがレビー小体型認知症、脳血管性認知症が占めています。

それ以外については、さまざまな病気が原因となって引き起こされるのですが、中には、治療が可能なものもあるのです。

たとえば、神経ベーチェット病などの膠原《こうげん》病、アルコールや薬物などによる疾患、エイズ脳症などの炎症性疾患、ビタミンが欠乏して起こる代謝性疾患などは治療が可能です。また、脳腫瘍や、交通事故やケガによる脳外傷も手術などで治療ができます。

とくに若年期（18歳〜39歳）や初老期（40歳〜64歳）には、認知症の症状が出ていても、アルツハイマー病以外の病気が原因のケースが多く見られます。それを見落としてしまうと、治る病気も治らなくなってしまいますので、しっかりと原因を見極める必要があります。

２つ目は、**認知症の原因の50％以上を占めるアルツハイマー病は、薬によって、病状の進行を遅らせたり、記憶力を改善させたりすることが可能**だということです。その薬が、私がエーザイ時代に開発した世界初のアルツハイマー型認知症治療薬「アリセプト」です。

○「アリセプト」が認知症に効く仕組み

「シナプス」という言葉を聞いたことがある人は多いのではないでしょうか。シナプスとは、簡単に言えば、神経細胞と神経細胞の「つなぎ目」です。その間には、ちょっとした隙間があって、そこを神経伝達物質が行き交うことで、情報や刺激が伝えられます。

その神経伝達物質の中で、最も重要な役割を果たしているのが「アセチルコリン」です。ここでなぜ、シナプスやアセチルコリンの話をするかというと、アルツハイマー病の人が亡くなった後、脳を解剖して調べたところ、この神経伝達物質である「アセチルコリン」を生産する細胞が減っていることがわかったのです。ならば、このアセチルコリンを増やすことができれば、記憶が戻るのではないか、という仮説（コリン仮説）が立てられ、研究が進められました。

通常であれば、神経のつなぎ目でシナプスからアセチルコリンが出て、次のシナプスの受け手（受容体）に渡ると記憶が伝わります。ところが、アルツハイマー病の人では、アセチルコリンが出たときに、ある酵素が邪魔をして、アセチルコリンを分解してしまうのです。その働きを止めることができれば、記憶が改善されるに違いない。これがまさに、私が開発した「アリセプト」のメカニズムです（**図４**）。ただし、アリセプトは、アルツハイマー病によって脳の神経細胞自体が減っていくのを止めることはできません。あくまでも、病状の進行を遅らせる「対症療法薬」なのです。それでも、減ってしまった神経細胞が元気に働くよう、助けることが期待できます。認知障害が

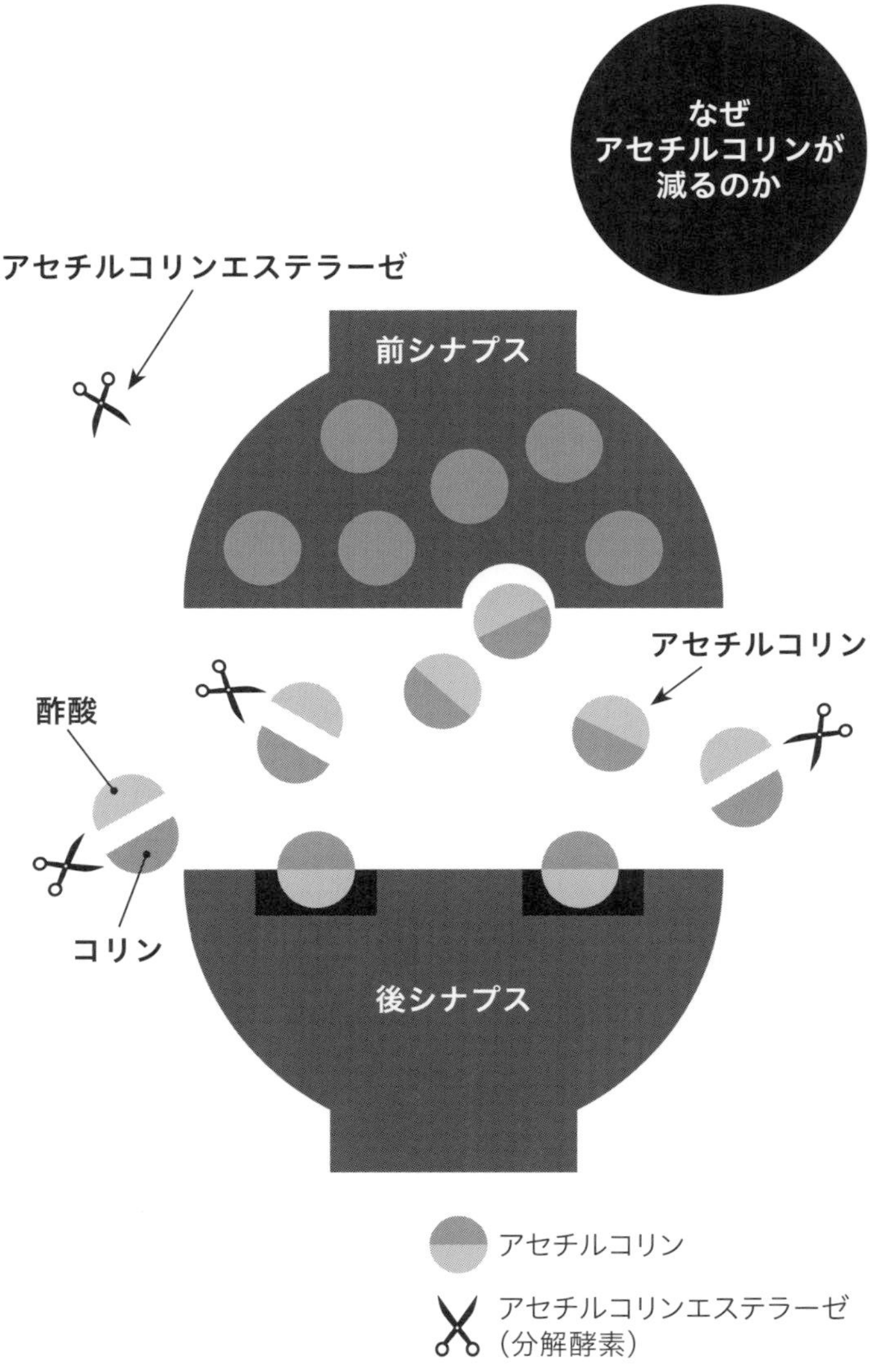

図 4. アリセプトのメカニズム

改善されて、一時的に記憶力がよくなる場合もあります。ただし、病状が進行し、脳の神経細胞が多く減ってしまうと、薬の効果が弱くなっていくので、なるべく早期に投与を始めたほうが、効果が出る可能性は高くなります。

誤解4 認知症は、「脳」の病気である

認知症の原因は「脳」の病気か否か？　答えは「NO《ノウ》」です。ただし、100パーセント「NO」というわけではありません。半分正解ですが、半分は誤解です。

これまで、認知症には大きく3つの種類があり、なかでも、最も多い「アルツハイマー型認知症」は、「脳」にアミロイドβやタウたんぱく質がたまり、悪さをするのが原因だと述べてきました。

次に多い「レビー小体型認知症」も「脳」の神経細胞に異常なたんぱく質ができることが原因と考えられています。「脳血管性認知症」も、まさに「脳」の血管が詰まる脳梗塞や脳出血が原因です。ここまで散々「脳」について話をしてきたのに、脳の病

気ではないってどういうことだろう？　と思われるかもしれません。

ここでもう一つ、考えていただきたいのは、「脳に異常なたんぱく質がたまるのは、何が原因なのでしょう？」「脳の血管が詰まったり、脳出血を引き起こしたりする原因は、どこにあるのでしょうか？」ここがとても重要です。その原因は、「生活習慣」にあると考えられています。

○認知症は、「生活習慣病」ともいえる

もちろん、これまでも述べたとおり、認知症の原因は一つではありません。さまざまな要因が重なって症状が引き起こされるので「生活習慣」だけが原因とは言い切れません。しかし、認知症と生活習慣病の危険因子（リスク）を見ていくと、その多くが重なっているのです。つまり認知症は、**「生活習慣病」の一つと言っても過言ではない**と、私は考えています。

たとえば、生活習慣病の一つである「糖尿病」になると、健常な人と比べて2～3倍もアルツハイマー病になりやすいという研究データがあります。[5)]「糖尿病性認知症」

という新しい考え方や、アルツハイマー病は「3型の糖尿病」という新しい呼び方が出てくるほど、密接な関係にあります。

同じく、生活習慣病を代表する「高血圧」は、脳血管性認知症との関連が深く、血圧が高いほど、脳血管性認知症を発症しやすいという結果が出ています。[6)]これらの「認知症になりやすい生活習慣」については、第5章で詳しく説明いたしますので、そちらをご覧ください。

誤解5 認知症は、予防できない

ここまで読んでいただき「認知症は予防できない」は誤解であることは、もうご理解いただいていると思います。認知症と生活習慣病の危険因子が重なっているということは、生活習慣の改善が認知症予防の一つになり得るのです。

では、具体的にどのような改善をすればいいのでしょうか？

私は、これまでに認知症の根本治療薬を開発するために、膨大な数の物質を調べ、世界中の研究者の論文にも目を通してきました。そういった経験を踏まえて、この後の章では、認知症を予防するための食事や生活習慣について、具体的に分かりやすくお伝えしていきたいと思います。

第2章

認知症薬の研究でわかった、予防のための有効成分

認知症予防に効く成分リスト

現在、世界中の研究者が競い合って、アルツハイマー病の根本治療薬の研究・開発を進めています。もちろん、私もその一人ですが、根本治療薬の誕生までには、まだ少なくとも数年はかかると思われます。

そこで、認知症を予防するために重要になってくるのが、第1章の最後で紹介した「生活習慣」です。生活習慣のなかでも、まずは「食習慣」について第2章、第3章で紹介します。

「食習慣を見直す」というと、食べる量を制限したり、摂取するカロリーを減らしたりと、いわゆる「ダイエット」を思い浮かべる人も多いかもしれません。もちろん、肥満は万病のもとですから、食べ過ぎは控えるべきでしょう。しかし、ここで取り上げたい「食習慣」の見直しとは、「認知症の予防に効果のある食べ物を、まずはしっかりと把握し、それを適切に食べるように心がける」ことです。

近年、メディアには「○○が認知症の予防に効果あり！」といった情報があふれています。そのなかで何が正しい情報なのか、一般の方には判断が難しいのではないでしょうか。そこで、まずは、これまでに私たちの研究のなかから見出された有効成分をはじめ、多くの論文や文献に認知症予防に効果があると取り上げられ、科学的な裏付けがある物質を中心に紹介したいと思います。

◎ポリフェノール類

クルクミン、カテキン、アントシアニン、レスベラトロール、クロロゲン酸、ヘスペリジン、テアフラビン、フィセチン、ケルセチン、ルテオリン、ナリンギン、タンニン、ルチン、イソフラボン、セサミン、セサミノール、フェルラ酸、ミリセチン、モリン、ノビレチン

◎アセチルコリンエステラーゼ阻害作用をもつもの

ヒューペルジンA、ガランタミン

◎αオメガ酸

DHA、EPA、α-リノレン酸、オレイン酸

◎ビタミン類

ビタミンA、ビタミンB1、ビタミンB7、ビタミンC、ビタミンE

β-カロテン、LPS（リポポリサッカライド）、葉酸

◎アロマ

ローズマリー、レモン、ラベンダー、スイートオレンジ

◎その他

テアニン、ホップ、カフェイン、リコピン、ケトン体、モモルディシン（群）

チャランティン（群）、セレン、テルペンラクトン

BDNF（脳由来神経栄養因子）、アホエン

名称を見て「さっぱり何のことやら…」と思われる方もいるかもしれませんが、たとえば、アントシアニンは「赤ワイン」、ノビレチンは「シークワーサー」「ミカン」など、普段の食生活に含まれているものばかりです。第3章では、毎日の食事でどのように食べ物をとれば、認知症予防に効果的なのかさらに具体的に厳選して、紹介します。

第3章

認知症予防のための最高の食事法

最新のエビデンスをもとに認知症予防に効く食品を紹介

第2章では、あまり聞き慣れない物質名を紹介しました。それらは、新薬開発のためアルツハイマー病の「根本治療薬」の〝種〟になるような物質（＝シード化合物）を求めて、常に世界中の最新の研究成果や論文に目を通し、集めた情報です。

その情報をもとに、それらが含まれる食品はどういったものがあるかを第3章では紹介します。

ただし、それらの食品が確実に認知症予防に効くかどうかの治験をしたわけではありません。確実な結果を得るためには、厳正に管理された一人の人間の一生分の記録を追う必要があるからです。

そのため、私が新薬開発において「この成分は認知症予防に効くのでは」と見当をつけた成分が含まれ、さらに認知症予防について他の機関で研究をして、結果が出ている食品類を第3章では紹介します。

第1章で述べたとおりアルツハイマー病は、脳内に「アミロイドβ」や「タウたんぱく質」という、異常なたんぱく質が蓄積していくのが原因の一つです。まずは、こうした脳の神経細胞に悪影響を及ぼすたんぱく質がたまらないようにしたり、除去したりする食べ物を紹介します。

続いて、動脈硬化をはじめ、脳血管疾患や心疾患、糖尿病、高血圧など、いわゆる生活習慣病の予防に役立つ食品も取り上げます。なぜなら、生活習慣病と認知症は深く関連していて、アルツハイマー病や脳血管性認知症を防ぐためには、生活習慣病にならないための食事が大切だと考えるからです。

私たちの身体を守る免疫力が低すぎると風邪をひいたり、逆に免疫力が高すぎてもアレルギーなどの病気を引き起こしたりするのと同じように、健康にいいといわれる食品も、とり過ぎれば毒になります。すべての食品について適量を守り、摂取のし過ぎにはくれぐれも気をつけてください。

＊194・195ページに「認知症予防のための食品類」を表にまとめました。

認知症予防にいい食べ物

1 カレー

認知症にいいといわれる食べ物のなかでも、まずは認知症の原因そのものをブロックしたり、取り除いたりする効果が期待できる食品を紹介していきましょう。

最初に取り上げるのは、「カレー」です。

実は、**70～80歳代のインド人のアルツハイマー病発症率は、アメリカ人と比べて、約4分の1というデータがあるの**です。[7)]その理由は、カレー独特の食欲を誘う〝黄色〟を生み出すスパイス、**「ウコン（ターメリック）」**にあるとみられています。ウコンに含まれるポリフェノールの「クルクミン」には、加齢とともに脳内にたまり、アルツハイマー病の原因となるたんぱく質「アミロイドβ」ができるのを防いだり、すでに固まってしまったアミロイドβを分解したりする効果があることが、金沢大学の研究など[8)]からわかっています。

さらに、アルツハイマー病だけでなく、認知症を引き起こす病気のなかで2番目に多い「レビー小体型認知症」についても、その原因となるたんぱく質（α-シヌクレイン）を分解する働きがあることが期待されているのです[9]。

市販のカレールウやカレー粉にもウコン（ターメリック）は入っていますが、含有量が少ない場合は、少量のウコン（ターメリック）の粉を追加してもいいでしょう。

国際機関ＪＥＣＦＡ（ＦＡＯ／ＷＨＯ合同食品添加物専門家会議）によると、ウコンに含まれるクルクミンの一日許容摂取量は、「体重１kgあたり３mg」と設定されています。つまり、体重が50kgの人では、１５０mgが一日の許容摂取量となります。通常、食事を通じて摂取するぶんには、とり過ぎることはまずないと思いますが、肝機能障害の症例も報告されていますので、とり過ぎにはくれぐれも注意しましょう。人によっては、ウコンに対してアレルギー反応を起こす場合もあります。

ウコンといえば、コンビニなどで購入できる「ウコン飲料」を思い浮かべる人も多いのではないでしょうか。こうしたウコン飲料の多くにも、クルクミンは含まれています。これまでに、二日酔い予防効果を期待してウコン飲料を飲んでいた人は、同時に認知症予防も行っていたといえます。

2 緑茶、抹茶

「カテキン」については、耳にしたことがある人も多いでしょう。主に、緑茶や抹茶に含まれる苦味成分で、ポリフェノールの一種です。このカテキンにも、アルツハイマー病の原因となるたんぱく質「アミロイドβ」が、脳内にたまるのを抑える働きがあることがわかっています。

「毎日、緑茶を1杯以上飲む人」は、**まったく飲まない人に比べて、認知機能が低下するリスクが約3分の1に**、**「緑茶を週に1〜6杯飲む人」**は、**認知機能の低下するリスクが約2分の1に抑えられる**ことが、金沢大学の研究によって判明し、アメリカの科学誌『PLOS ONE』オンライン版に掲載されました[10)]。

さらに、緑茶特有のうま味成分である**「テアニン」**にも、**継続的な摂取で認知症を予防する効果がある**ことが2019年「伊藤園健康フォーラム」で報告されています[11)]。

カテキンやテアニンを効果的にとるなら、お茶をいれるお湯の温度もポイントです。

苦味成分のカテキンは比較的高い温度で溶け出しやすいのに対して、うま味成分であるテアニンは低温で抽出されやすい性質があります。また、テアニンは玉露のような高級なお茶や、初期の若い芽(いわゆる新茶)に、多く含まれています。

カテキンは、緑茶や抹茶のほかに、小豆やココアなどにも含まれています。

認知症予防の働きだけでなく、注目されるのが、ポリフェノールならではの高い抗酸化作用です。よく耳にする「酸化」とは、鉄などの金属が錆《さ》びるのと同じ現象です。酸素は生物が生きていくうえで欠かせないものですが、体内で活性酸素が過剰にできると、金属が錆びるように細胞や遺伝子が傷つけられ、老化や病気の原因になります。**カテキンは、そうした酸化ダメージから身体を守り、アンチエイジングにも一役買ってくれる**のです。

加えて、コレステロールを低くする作用もあるので、脳梗塞や心筋梗塞の予防にも良いといわれています。また、抗ウイルス作用や血糖値の抑制作用、肥満を予防する働きがあることもわかっています。

認知症予防にいい食べ物

3 魚

私たちの身体は、日常の食事で摂取するさまざまな栄養からできています。〝脳〟も例外ではありません。脳の細胞膜の材料となるといわれているのが、オメガ3系脂肪酸です。なかでも、脳の神経組織の発育や維持に欠かせないのが、「DHA」です。

DHAの量が低下すると、老化による認知機能の低下を引き起こすことが、国立長寿医療研究センター[12]の研究をはじめ、海外では「Chicago Health and Aging Project」[13]などで指摘されています。

DHAに代表されるオメガ3系脂肪酸は必須脂肪酸と呼ばれていますが、体内でつくることができないので、食品からとる必要があります。DHAを豊富に含むのは、あじやいわし、さば、さんまなどの青魚のほか、かつお、まぐろ、さけなどです。なかでも、ヨーロッパの栄養学雑誌に取り上げられた調査結果では、「さけ(天然)」「サーモン(養殖)」がDHAの含有量がもっとも多いそうです。

紹介したすべての魚には、もう一つのオメガ3系脂肪酸である「EPA」も豊富に含まれています。**EPAは、中性脂肪やコレステロールを低下させ、血栓をできにくくする、いわゆる血液サラサラ効果**があり、動脈硬化や脂質異常症の予防薬としても使われています。つまり、魚を食べれば、老化による認知機能の低下にくわえて、脳卒中などによる脳血管性認知症の予防にもつながるのです。

認知症予防にいい食べ物 4

えごま油、アマニ油、*ナッツ類

オメガ3系脂肪酸は、魚以外からも摂取できます。えごま油やアマニ油、ナッツ類、とくにくるみには、オメガ3系脂肪酸の一つである「α-リノレン酸」が、多く含まれています。**α-リノレン酸は体内に入ると、一部がDHAとEPAに変換**されます。[14] 魚が苦手という人は、α-リノレン酸を多く含む植物油やナッツ、くるみなどから、摂取するといいでしょう。なお、オメガ3系脂肪酸は、酸化しやすい性質があるため、調理後、早めに食べるようにしましょう。

*ピーナッツはナッツ類に含まれません。

5 赤ワイン

「フレンチ・パラドックス」という言葉をご存知でしょうか。フランス人は喫煙率が高く、バターや肉などの動物性脂肪の摂取量も多いのに、心疾患による死亡率が低いのは、赤ワインを日常的に飲んでいるからだと、1992年にフランスのルノー博士らによって研究・報告[15)]され、ワインブームのきっかけになりました。

それでは、なぜ赤ワインを日常的に飲んでいると、心筋梗塞や狭心症などの心疾患による死亡率が低く抑えられるのでしょう。その理由は、赤ワインに豊富に含まれているポリフェノールの3つの働きにあると考えられています。

1つは、**「アントシアニン」**というポリフェノールによる、〝血液サラサラ効果〟です。アントシアニンには、血小板が固まるのを抑える作用や血管を強く保つ働きがあり、動脈硬化の予防に役立ちます。

もう1つは、同じく**アントシアニン**にくわえ、**ミリセチン**や**モリン**といった赤ワインに豊富に含まれるポリフェノールによる強い〝抗酸化作用〟です。アントシアニンは、活性酸素を無害化して生活習慣病を予防します。それだけでなく、肌の老化を食い止めてくれる嬉しい効果もあるのです。

最後は、**「レスベラトロール」**という、もう1つのポリフェノールによる〝長寿遺伝子を活性化〟する働きです。レスベラトロールは、植物内でつくられる抗菌性物質の一つで、ぶどうがカビから果実を守るためにつくられます。このレスベラトロールは、私たちの**体内にある長寿遺伝子（サーチュイン遺伝子）を活性化し、寿命を延ばす働きがある**として注目されています。

サーチュイン遺伝子は、普段は眠っているような状態なのですが、カロリー制限によって活性化されることがわかっています。しかし、レスベラトロールを摂取することで、大変なカロリー制限をしなくても、サーチュイン遺伝子を活性化できることが、動物を使った実験[16)]によってわかってきました。

そのうえ、イタリア・ミラノ大学の研究チームによれば、毎日グラス1杯半のワインを飲むと、記憶力の回復に効果があり、アルツハイマー病やパーキンソン病にかかりにくくなることが発表されています。これは、レスベラトロールが細胞内の情報伝達のネットワークの一つを活性化し、脳の細胞どうしの結びつきを強めるからだとみられています[17)]。

このように、アルツハイマー病の予防に加えて、長寿遺伝子のスイッチをオンにする効果も期待される赤ワインですが、飲み過ぎは体の毒であるのは言うまでもありません。ぜひ、健康的な食事とともに適量を楽しみましょう。フランスでは、ワインを適度に楽しむ習慣がある人は、チーズやオリーブオイル、たっぷりの野菜など、健康的な食事を一緒に味わっている人が多く見られます。

なお、お酒が飲めない方で、赤ワインの代わりに「ぶどうジュース」を飲む際には、果実をまるごと搾ったジュースを選ぶようにしましょう。なぜなら、大半のポリフェノールは果皮や種子に含まれているからです。また、ポリフェノールの多くは色素成分でもあるので、色の濃いぶどうを使ったジュースをセレクトしたほうがいいでしょう。ただし、ジュースには、糖分が多く含まれているものもありますので、確認してから購入してください。

認知症予防にいい食べ物 6

ビール、ノンアルコールビール

ワインよりも、ビール党の人にも朗報です。近年の研究により、**ビールやノンアルコールビールの「ホップ」に含まれる苦味成分に、認知機能を改善する効果があること**が判明しました。２０１９年にキリンホールディングスが、ヨーロッパ醸造学会で発表した報告によると、ホップ由来の苦味成分を含むサプリメントを12週間にわたって摂取したグループは、摂取しなかったグループと比較して、認知機能のうちの「記憶想起力」が改善されることが確認されたそうです[18)]。

このように認知症予防にいい食品を語るうえで、〝避け〟ては通れない〝酒〟（ビール・赤ワイン）ですが、飲み過ぎると逆に「アルコール性認知症」になってしまう危険性もありますので、くれぐれも適量を楽しむようにしましょう。ホップ由来の苦味成分は、ノンアルコールビールにも含まれていますので、お酒自体が飲めない人はノンアルコールビールを飲むといいでしょう。

7 コーヒー

近年の研究により、コーヒーにも記憶力を高める働きがあることが明らかになってきました。なかでも、**「カフェイン」が認知症予防に効果を持つ**と期待されています。お酒が飲めない人でも、コーヒーが大丈夫な人には朗報ですね。

アメリカのジョンズ・ホプキンス大学による、カフェインと記憶の関係を調べた研究によると、複数の画像を見た5分後にカフェイン200mgの錠剤を摂取したグループに、翌日もう一度、一連の画像を見せたところ、カフェインを摂取していないグループと比べて「前日とよく似た画像の違い」に気づく割合が高くなったそうです[19]。画像の違いを見分けるには、長期と短期の両方の記憶力が必要になります。つまり、**カフェインは脳の記憶力を高めている**可能性があるのです。

ただし、カフェインはとり過ぎると、頭痛やめまい、下痢、吐き気、イライラなどの悪影響をもたらすことがあります。日本では、カフェイン摂取量の目安は定められていませんが、EUの欧州食品安全機関（EFSA）では、妊婦を除く大人の場合、1日あたり400㎎までであれば健康リスクは増加しないとしています。

「食品中のカフェイン」（内閣府・食品安全委員会）のデータによると、ドリップコーヒーは100㎖あたり（以下同じ）60㎎、インスタントコーヒーは57㎎、煎茶や烏龍《ウーロン》茶は20㎎、紅茶は30㎎のカフェインが含まれています。なかでも、エナジードリンクや眠気覚まし用のドリンクは100㎖あたり32～300㎎と、製品によってばらつきはありますが、大量のカフェインが含まれているものもあり、気づかないうちにとり過ぎてしまう危険性があるので注意しましょう。

コーヒーには、赤ワインと同じくらい多くのポリフェノールも含まれています。**コーヒーポリフェノールといわれる「クロロゲン酸」**は、高い抗酸化作用があり、心筋梗塞や動脈硬化といった生活習慣病の予防に役立ちます。コーヒーポリフェノールと〝美容〟との関連も注目されています。成人女性を対象に行った調査では、コーヒーポリフェノールの摂取量が多いほど、紫外線によるシミが少ないという結果が、お茶の水女子大学の研究グループによって発表されています。[20)]

8 シークヮーサー

「シークヮーサー」といえば、長寿の里として知られる沖縄県大宜味村《おおぎみそん》特産の果物ですが、近年ではジュースやチューハイなどにも使用されるようになり、実際に口にしたことがある人も多いのではないでしょうか。

このシークヮーサーに含まれるポリフェノールの一種**「ノビレチン」**には、**脳の神経細胞の突起を伸ばす働きがある**ことが、東北大学の研究によって判明しました。[21] 第1章の「『アリセプト』が認知症に効く仕組み」（32ページ参照）で、脳の神経細胞の〝つなぎ目〟であるシナプスについて紹介しましたが、脳の神経細胞は隣接する細胞どうしで手をつなぐように、突起を伸ばし合ってネットワークをつくっています。この突起が伸びるほど、神経細胞どうしの結びつきがしっかりして、情報伝達もスムーズになります。東北大学の研究では、**ノビレチンはこの神経細胞の突起を伸ばすのにくわえて、アルツハイマー病の原因物質の一つであるアミロイドβが、脳内にたまるのを**

抑える作用があることもわかっています。[21]

ノビレチンの含有量は、シークヮーサーがずば抜けて多く、100gあたり267mgになります。ほかの柑橘類にも含まれ、ポンカンは100gあたり127mg、カボスでは89mg、温州《うんしゅう》みかんはシークヮーサーの10分の1ほどで24mgです。

シークヮーサーの果実が入手できない場合は、市販のジュースを飲んだり、原液を炭酸やお酒で割って味わったりするといいでしょう。ジュースや原液では、果汁100%のものの多くにノビレチンが入っています。成分を確認してから選ぶようにしましょう。また、ノビレチンは果皮に多く含まれるので、マーマレードなどのジャムとして皮まで利用したり、果皮を乾燥させて漢方薬の陳皮《ちんぴ》として活用したりする方法もあります。

ポリフェノールの一種であるノビレチンには、認知症予防効果に加えて、高い抗酸化作用もあり、生活習慣病の予防や、シミやしわを防ぐアンチエイジング効果も期待できます。さらに、ノビレチンには、がん細胞増殖を抑制する働きや、血糖値抑制、慢性リウマチの予防にも効果が期待されており、多くの研究が行われています。

9 玄米、全粒粉

玄米はご存知のとおり、精米する前のお米のこと。一方、全粒粉とは、小麦の外皮（＝ふすま）や胚芽も含めて粉にしたものです。健康にいいイメージのある**玄米のぬかや小麦のふすま、胚芽には、実際に認知症予防に役立つ成分が3つも含まれています。**

1つは、**「LPS（リポポリサッカライド）＝糖脂質」という免疫ビタミン**です。LPSは、白血球のなかでも「マクロファージ」という、ウイルスから体内にある老廃物やホコリ、がん細胞まで、なんでも食べて除去してくれる免疫細胞を活性化します。マウスを使った実験によると、LPSを与えたマウスでは与えないマウスに比べて、アルツハイマー病の原因の一つとされるアミロイドβの蓄積や、認知機能の低下が抑えられたという香川大学の研究報告もあります。[22)]LPSは、土壌にいる微生物に由来する成分なので、「れんこん」などの根菜や、農薬の使われない海中で育った「めかぶ」、素材をそのまま乾燥して使用している「漢方」などにも多く含まれています。

もう１つ、認知症予防に役立つ成分は**「フェルラ酸」**です。フェルラ酸はポリフェノールの一種で、強い抗酸化作用や紫外線吸収機能があり、医薬品や食品、化粧品などの原料としても使われています。**フェルラ酸には、アルツハイマー病の原因とされる「リン酸化タウたんぱく質」が脳内にたまるのを抑え、その量を低下させる働きがあることが、**ファンケルによって発表されました。[23)] さらに、フェルラ酸を含む食品を継続的に摂取することで、軽度認知障害（ＭＣＩ）と判定された高齢者の認知機能に良い影響を与えることが、同じくファンケルの研究によってわかっています。[24)]

フェルラ酸は、植物の細胞壁に多く存在するため、玄米や全粒粉のほか、ライ麦、オートミール、粟などの雑穀、たけのこなどに多く含まれます。一方、精製された白米や小麦粉、それを加工したパン、麺類などには、あまり含まれません。

玄米や小麦の胚芽に含まれる成分で、３つ目に取り上げたいのは**「ビタミンB1（チアミン）」**です。私たちの身体は、炭水化物（糖質）を小腸からブドウ糖として吸収し、体内でエネルギーに変えて活用しています。この**ブドウ糖をエネルギーに変える際に重要な役割を担っているのが、「ビタミンB1」**です。

ビタミンB1が不足すると、ブドウ糖からエネルギーが十分につくれなくなり、食欲不振や疲労、だるさなどの症状が現れます。また、**脳が正常に働くためには大量のエネルギーを必要**としますが、ビタミンB1不足が招くエネルギー不足は、脳の働きをにぶらせ、**イライラや記憶力の低下をはじめ、悪化すると脳の中枢神経の障害（ウェルニッケ・コルサコフ症候群による認知症）や、手足の末梢神経の障害（脚気《かっけ》）**が起こってきます。

江戸時代に都市部で脚気を患う人が急増したのは、玄米が関係しているとみられています。それまで玄米から多くのビタミンB1を摂取していた江戸の人々が、白米を食べるようになり、ぬかに多く含まれるビタミンB1がとれなくなってしまったことが原因だと考えられています。現在、脚気になることはほとんどありませんが、偏った食生活によってビタミンB1が不足することもあります。また、お酒の飲み過ぎや喫煙によっても、ビタミンB1は体内から失われていきます。

ビタミンB1を効果的にとるためには、ご飯を白米から玄米に変えたり、玄米が胃腸の負担になるようでしたら、胚芽米や5分づき米にしたりするといいでしょう。ビタミンB1は水に溶けやすいので、お米をとぎすぎないこともポイントです。

さらに玄米に関していえば、わずかに発芽させ栄養価を高めた「発芽玄米」を継続的に食べることで、神経細胞の維持や成長、再生を促す**「脳由来神経栄養因子（BDNF）」**と呼ばれるたんぱく質が増加することが、マウスを使った国立循環器病研究センターの研究で確認されています。[25)]

認知症予防にいい食べ物 10

豚肉、豆類、かつお、うなぎ、にんにく

玄米や小麦胚芽のほかにビタミンB1を豊富に含むのは、豚肉や豆類、うなぎやかつおなどです。摂取し過ぎても余分なものは排出されますので、あまり心配する必要はありません。ただし、サプリメントを利用する場合は、過剰に摂取すると悪影響が出る場合があるので注意しましょう。また、ビタミンB1は、にんにくや玉ねぎ、ねぎ、にらなどに含まれる「アリシン」と結合すると吸収率が高くなり、[26)]体内に入ってからも効果が長く持続するのでおすすめです。

認知症予防にいい食べ物

11 トマト

トマトは、美肌効果や風邪の予防に役立つビタミンCや、細胞の老化を防ぐビタミンE、カリウム、食物繊維など、さまざまな栄養素をバランスよく含んでいます。

なかでも注目すべき成分は、「リコピン」です。リコピンは、トマトの赤色をつくり出す色素で、とりわけ抗酸化作用が強く、β-カロテンの約2倍、ビタミンEの100倍以上にもなるといわれています。[27)] 抗酸化とは、細胞や遺伝子が酸化して傷つくのを防ぐ働きで、いわばアンチエイジングのことです。**動脈硬化などの生活習慣病の予防につながり、脳血管性認知症を間接的に防ぐ**ことも期待されます。

リコピンは加熱しても壊れにくく、生食用トマトよりも、トマトジュースやケチャップ、トマトソースなどの加工品に多く含まれます。また、油に溶けやすい性質があるので、オリーブオイルと一緒に調理するのもおすすめです。トマトのほかには、すいかや柿、ピンクグレープフルーツなどにも多く含まれています。

認知症予防にいい食べ物 12

にんじん、かぼちゃ、ほうれんそう

野菜は、ビタミン類やポリフェノールを多く含むため、日頃からたくさんとりたい食材の一つです。なかでも、にんじんやかぼちゃ、ほうれんそう、ブロッコリー、ピーマンなどの**緑黄色野菜は、抗酸化作用の高い「β-カロテン」を豊富**に含み、活性酸素によって細胞や遺伝子がダメージを受けることによる老化や、動脈硬化などの生活習慣病、さらには酸化ダメージも影響しているとされるアルツハイマー病を予防する効果が期待されます。

こうした抗酸化作用にくわえて、β-カロテンは体内で必要な量だけ、**「ビタミンA」**に変換されて働きます。ビタミンAは、肌の健康を維持したり、視覚作用に重要な役割を果たしたりします。β-カロテンは油に溶ける成分のため、油脂と一緒に食べると吸収がよくなります。ですから、ほうれんそうのバター炒めなどは、β-カロテンの吸収を高める、理にかなった調理法だといえます。

認知症予防にいい食べ物

13 パセリ、ピーマン、アセロラ、キウイ、レモン、いも類など

パセリやピーマンなどの野菜や、アセロラ、キウイ、レモンなどの果物、いも類など、幅広い食品に含まれる「**ビタミンC**」は、コラーゲンをつくり出すのに不可欠で、“**美容**”**のビタミン**として認識している人も多いのではないでしょうか。コラーゲンは皮膚だけでなく骨や血管にも多く存在し、健康を保つためには欠かせません。ビタミンCは抗酸化作用も高く、免疫力を維持する働きがあることもわかっています。

ビタミンCは、水に溶けやすく、熱にも弱いので、「洗う・茹《ゆ》でる・加熱する」時間をなるべく短くするのが、効率よく摂取するためのポイントです。野菜を加熱する際は、煮汁ごと食べられるメニューにするといいでしょう。

近年、アルツハイマー病の遺伝的危険因子であるアポE4を保有する高齢女性が、**ビタミンCを豊富に含む食品をとることで、認知機能低下のリスクを下げる可能性**があることが、金沢大学の研究[28)]で報告されて注目を集めています。

認知症予防にいい食べ物 14

みかん、柚子《ゆず》

みかんや柚子などの皮の内側にある白い部分や薄皮、すじなどに豊富に含まれる「**ヘスペリジン**」には、花粉症などに対する抗アレルギー作用があるといわれています。[29] ヘスペリジンはポリフェノールの仲間で、みかんの果実を紫外線などから守る働きをしており、熟したものよりも青い実に多く含まれます。

ヘスペリジンが抗アレルギー作用を持つのは、毛細血管を強化して血流を改善する働きがあるからだとみられています。毛細血管の浸透圧も適性に保たれるので、アレルギー反応が起きにくくなります。高血圧や動脈硬化などの生活習慣病を、予防する効果も期待されています。このほか、ヘスペリジンは、ビタミンCの働きを高める作用もあり、コラーゲンの合成を促し、血管や肌の老化予防にもつながります。

みかんや柚子はなるべく薄皮やスジも一緒に食べたり、皮を乾燥させた漢方「陳皮」を利用したりすると効果的に摂取できるでしょう。

認知症予防にいい食べ物

15 ナッツ

アーモンドやくるみ、ピスタチオ、カシューナッツなどのナッツには、オメガ3系やオメガ6系などの不飽和脂肪酸をはじめ、ポリフェノールやビタミン、ミネラル、食物繊維などが豊富に含まれ、健康と美容に役立つ食品として注目されています。

特に、ナッツに豊富に含まれる**「ビタミンE」は、高い抗酸化作用**を持ち、[30]血管や肌などの細胞膜を酸化による老化から守ったり、動脈硬化による生活習慣病を予防したりする働きが期待され、**「若返りのビタミン」**とも呼ばれています。アルツハイマー病や糖尿病の発症にも酸化は関わっているとされ、**抗酸化作用のある食品をとることは、アルツハイマー病や糖尿病などの予防にもつながる**と考えられます。

ビタミンEは、ナッツ類のなかでもアーモンドや落花生に多く含まれます。このほか、ひまわり油やオリーブオイルなどの植物油、うなぎ、たらこ、かぼちゃ、アボカドなどにも豊富に存在します。ビタミンEは光や紫外線に弱いので、ナッツなどを保存するときは、光が当たらない場所を選びましょう。熱や酸などには比較的強く、調理によって失われることはあまりありません。

もう一つ、ナッツ類の栄養素で注目したいのが、アーモンドなどに豊富に含まれる**「オレイン酸」**です。オレイン酸は、オリーブ油や紅花油、ひまわり油にも多く含まれ、一価不飽和脂肪酸に分類されます。ＬＤＬ（悪玉）コレステロールを減らす効果があり[31]、動脈硬化をはじめ生活習慣病を予防するといわれています。

ただし、ナッツ類は高カロリーな食品でもありますので、くれぐれもとり過ぎには気をつけましょう。また、市販のものは食塩を加えてあるものが大半です。高血圧予防も考え、なるべく無塩のものをセレクトするといいでしょう。

認知症予防にいい食べ物

16 紅茶

これまで、緑茶やコーヒーについて認知症を予防する働きを紹介してきましたが、紅茶に含まれるポリフェノールの**「テアフラビン」にも、高い抗酸化作用**があります。テアフラビンは、紅茶の赤い色素で、茶葉を発酵する過程で葉に含まれる酵素の働きによって、「カテキン」が2つ連なってつくり出されます。

テアフラビンは、カテキンと同じように、酸化ダメージから細胞や遺伝子を守り、老化や病気の予防に役立つとされています。LDL（悪玉）コレステロールを低くする働きもあり、動脈硬化などの生活習慣病を予防する効果も期待されます。[32)] 抗菌作用も高く、インフルエンザを予防する働きも注目されています。

こうしたテアフラビンを効果的に摂取するためには、ティーバッグや茶葉を使って、自分でいれるのがおすすめです。ペットボトルの紅茶は手軽に味わえますが、製造過程で成分が変化して、テアフラビンの含有量が少ない可能性もあります。

認知症予防にいい食べ物

17 いちご

いちごに豊富に含まれる、ポリフェノールの**「フィセチン」を摂取すると、記憶力が向上する**可能性があることが、武蔵野大学と米国ソーク生物学研究所の共同研究によって報告されています[33)]。脳のなかで、記憶をつかさどる「海馬」に、記憶を定着させるときに重要なのが、「長期増強（ＬＴＰ）」という仕組みです。このＬＴＰの働きを強化できれば、記憶力を向上させ、認知症の予防にも役立てられると考えられています。研究チームでは、ラットを使った実験で、フィセチンのほか、ケルセチン、ルテオリン、ミリセチンの４種類のポリフェノールを経口で与えて効果を調べました。すると、**フィセチンのみ、記憶を定着させるＬＴＰの働きを促進する**ことがわかったのです。人を対象にした研究はこれからですが、記憶力を改善する効果が期待されています。フィセチンは、りんご（いちごに対し約６分の１）や柿（いちごに対し約15分の１）にも含まれています。

認知症予防にいい食べ物

18 玉ねぎ

〝血液サラサラ〟効果により血圧を下げたり、動脈硬化などの生活習慣病を予防したりと、さまざまなパワーを秘めた玉ねぎですが、近年の研究によって、認知機能を改善する可能性があることが、新たにわかってきました。

農研機構（国立研究開発法人農業・食品産業技術総合研究機構）を含む研究グループでは、認知症ではない高齢者ボランティアを対象とした研究を実施し、**「ケルセチン」というポリフェノールを豊富に含む玉ねぎを摂取したグループで、認知機能が改善する**ことが明らかになりました[34)]。

ケルセチンは、玉ねぎや緑茶、りんごなどに多く含まれ、黄色みがかっているのが特徴です。玉ねぎでは皮に多く含まれ、可食部についても、白いものよりも黄色みがかった品種に、多く含まれています。また、加熱しても壊れにくいので、さまざまな料理を通じて摂取することができます。

認知症予防にいい食べ物 19

しそ、ピーマン、春菊

ポリフェノールの一種で、しそやピーマン、春菊、セロリ、パセリなどに多く含まれる「**ルテオリン**」は、アレルギー反応を引き起こすロイコトリエンがつくられるのを抑える働きがあり、花粉症を抑制することで知られています。

また、**ルテオリンと、玉ねぎに豊富に含まれる「ケルセチン」には、腸管でコレステロールが吸収されるのを抑える**働きを持つことが、ラットを使った東京大学の研究によって判明しています[35)]。コレステロールの上昇を抑えることは、動脈硬化をはじめとする生活習慣病の予防につながります。

同じく、東京大学の研究では、ルテオリンをくわえた餌をマウスに与えたところ、体重が増えるのを抑制する作用が確認され、動脈硬化を予防する可能性も判明したそうです。このほかルテオリンは、他のポリフェノールと同じく抗酸化作用や、抗腫瘍作用などさまざまな働きを持っています。

認知症予防にいい食べ物

20 レバー、菜花、枝豆、モロヘイヤ、ほうれんそう

鶏や牛のレバーをはじめ、緑黄色野菜や豆類に多く含まれるのが**「葉酸」**です。ビタミンB群の仲間で、**DNAやたんぱく質の生成に欠かせない**ことから、妊娠中の女性は特に摂取したほうがいい栄養素として知られています。また、葉酸はビタミンB12とともに、赤血球がつくられるのをサポートする働きがあり、貧血予防につながるため、重要な成分の一つで、年齢にかかわらず必要な栄養素です。**「造血のビタミン」**とも呼ばれています。細胞の生成に関わっているため、**骨粗しょう症による骨折なども予防**します[36]。骨折によって寝たきりになると、認知機能の低下にもつながるので、しっかりとした骨や体力を維持することは大切です。さらに葉酸には、動脈硬化の危険性を高める「ホモシステイン」というアミノ酸を分解する働きもあります[37]。

葉酸は、水に溶けやすく、光や熱にも弱い性質があるので、野菜などはなるべく水にさらす時間は減らして、新鮮なうちに加熱せずに食べるといいでしょう。

認知症予防にいい食べ物 21

グレープフルーツ、はっさく

グレープフルーツは、特有の苦味が食欲を抑えることから、ダイエット効果があるとして注目されましたが、健康に役立つ働きはそれだけではありません。独特の苦味は、ポリフェノールの仲間である「**ナリンギン**」という成分が含まれるからです。ナリンギンには、血流を改善する効果や抗酸化作用があり、動脈硬化などの生活習慣病を予防します。[38)]ただし、ナリンギンは、高血圧の薬などの働きに悪影響を与える場合があるので、薬との飲み合わせについては、かかりつけ医などに相談しましょう。

ナリンギンは、はっさくや夏みかんなどにも多く含まれます。フルーツは加熱せずに食べられ、抗酸化成分が壊れることなく効率よくとれるのでおすすめです。グレープフルーツのなかで、果肉が赤色をしたピンクグレープフルーツからは、トマトで有名な「**リコピン**」も摂取できます。リコピンも抗酸化作用が高く、生活習慣病をはじめ、脳血管性認知症を間接的に防ぐことも期待できます。

22 れんこん

土の中で、たっぷりと栄養を蓄えて育つれんこんには、さまざまな成分が含まれています。アクのもとで、切り口が黒く変色する原因でもある「**タンニン**」は、ポリフェノールの仲間で、**高い抗酸化作用を持ち、動脈硬化などの生活習慣病を予防**します。[39)]タンニンは、お茶やワイン、柿などにも含まれ、〝渋み〟を生み出します。たんぱく質と結合する作用があり、肌を引き締める効果も期待されます。さらに、れんこんはコラーゲンをつくるのに欠かせない「ビタミンC」や食物繊維も豊富。ナトリウムを排出して血圧を下げる働きがある「カリウム」も含んでいます。

切り方や調理の仕方によって、シャキシャキやホクホクなど、さまざまな食感が楽しめるれんこんですが、タンニンやビタミンCなどの栄養素は水溶性のため、長く水にさらすと失われてしまいます。変色を防ぐために水にさらす時間は適度にして、加熱する際は煮汁ごと味わえる料理にするといいでしょう。

認知症予防にいい食べ物 23

蕎麦《そば》

日本人の食生活に馴染《なじ》み深い蕎麦には、**毛細血管を弾力のある若々しい状態に保ち、血液をサラサラにしてくれる「ルチン」**というポリフェノールが豊富に含まれています。血流が改善されるので、脳卒中や高血圧、動脈硬化などの生活習慣病を予防する効果があるといわれています。[40]

さらに、肌はもちろん、骨や血管の老化を予防するために欠かせないコラーゲンをつくり出す、**「ビタミンC」の吸収を高める**働きもあります。蕎麦には、糖質をエネルギーに変える際に必要なビタミンB1やB2も含まれています。また、ルチンは普通の蕎麦よりも韃靼《だったん》蕎麦により多く含まれています。

ルチンは、蕎麦のほかには、アスパラガスやいちじく、トマト、なす、ほうれんそう、みかんなどにも含まれています。

認知症予防にいい食べ物

24 大豆

大豆は「畑の肉」といわれるように、良質な植物性たんぱく質やカルシウム、ミネラル、ビタミンなどを豊富に含むうえ、低脂肪でもあることから、健康のためには、ぜひ毎日とり入れたい食べ物です。厚生労働省が推奨する「健康日本21」(21世紀における国民健康づくり運動)でも、大豆を含む豆類はカルシウムが豊富な食品として取り上げられていて、1日100g摂取することが目標となっています。

大豆に含まれる栄養素で注目されるのは、**「イソフラボン」**です。ポリフェノールの仲間で、抗酸化作用が強く[41)]、活性酸素によって細胞や遺伝子が傷つくのを防ぎます。また、コレステロールを抑える働きにより、動脈硬化による生活習慣病を予防する働きも期待されます。

また、女性ホルモンの一つであるエストロゲンに似た働きを持つことから、女性ホルモンが減少することで起こる更年期障害の症状を軽くしたり、骨粗しょう症を防いだりする効果があります。[42] 乳がんや、男性においては前立腺がんの予防に役立つともいわれています。

　大豆はそのものだけでなく、豆腐や納豆、ゆば、きな粉、おから、煮豆、味噌、しょうゆなど、加工品や調味料も豊富で、豆乳などの飲料もあり、さまざまな形で摂取できるところも魅力です。**イソフラボンは、大豆だけでなく、大豆を原料とする加工品のほとんどに含まれています。**[42] イソフラボンの一日摂取目安量の上限値は、食品安全委員会によると、70〜75㎎／日（大豆イソフラボンアグリコン換算値）とされています。たとえば、豆腐には100gあたり（以下同）、大豆イソフラボン（アグリコン換算値）が20・3㎎、納豆には73・5㎎、大豆そのものには140・4㎎、きな粉はさらに多く266・2㎎含まれています。

　なお、イソフラボンの一日摂取目安量の上限値70〜75㎎／日のうち、特定保健用食品から摂取する分の上限値は30㎎／日（大豆イソフラボンアグリコン換算値）とされています。サプリメントなどを活用してイソフラボンを摂取する際は、上限値を超えないように注意しましょう。

25 ごま、ごま油

独特の香ばしい風味で手軽に料理を引き立てる〝ごま〟は、さまざまな栄養素を含んだ優秀な食材です。**「セサミン」**や**「セサミノール」**といった**抗酸化物質**[43]を多く含み、老化や生活習慣病の原因となる余分な活性酸素を取り除いてくれます。また、セサミノールは、LDL（悪玉）コレステロールが酸化するのを防ぎ、動脈硬化の予防にも役立つといわれています。セサミンは、肝機能を活発にして、肝臓の負担を軽くする働きも備えています[44]。

これらの成分を効率よくとるには、ごまを炒ってからすりつぶしたほうがいいでしょう。ごまの皮は固く、そのままでは消化されにくいからです。セサミノールは、ごま油に多く含まれるので、ごま油を料理に活用するのもおすすめです。

ごまには、リノール酸やオレイン酸など、LDLコレステロールを減らす不飽和脂肪酸やたんぱく質、ビタミン、ミネラルも豊富に含まれています。

認知症予防にいい食べ物 26

黄にら、にんにくオイル

岡山県特産の黄にらや、にんにくをオリーブオイルに漬け込み抽出した「にんにくオイル」に多く含まれるのが、「**アホエン**」という成分です。**アホエンには、血小板凝集阻害作用があり、動脈効果を予防する働きが期待されると**研究で報告されています。[45)]

ただし、アホエンは熱に弱く１００度まで加熱すると壊れてしまうため、なるべく加熱せずに摂取するのがポイントです。その点、光を遮断して育てた黄にらは柔らかく、生でも食べられるので、アホエンを摂取しやすい食材といえるでしょう。

黄にらが入手できない場合は、にんにくオイルを自作してみましょう。にんにくは無臭タイプではなく、においのあるにんにくを選びます。なぜなら、におい成分からアホエンがつくられるからです。つくり方は、すりつぶしたにんにくを、50度に湯煎したオリーブオイルに漬け込むだけです。料理に使うときも、サラダのドレッシングに入れたり、パンにかけたりなど、加熱せずに味わうようにしましょう。

27 ココナッツオイル

近年の研究で、**脳は体内にブドウ糖が不足したときは、中鎖脂肪酸が分解されてできる「ケトン体」をエネルギー源として利用する**ことがわかっています。[46)]アルツハイマー病はインスリンの働きが悪くなり糖をエネルギー源としてうまく利用できないことで、起こるのではないかといわれています。そこへ中鎖脂肪酸によりケトン体が補給できれば、脳はエネルギー不足が解消され、通常どおり働くことができます。

この中鎖脂肪酸を豊富に含むのが、ココナッツオイルです。アメリカ・オハイオ州では、若年性アルツハイマー病の患者がココナッツオイルを摂取したことで、認知機能が大幅に改善した事例も報告されています。[47)]ただし、ココナッツオイルに含まれる脂肪は約8割が飽和脂肪酸であり、心疾患のリスクが上がる危険性があることが、アメリカ心臓協会から指摘されています。また、発がん性について指摘する人もいます。健康への影響については結論が出ていないため、摂取のし過ぎには注意してください。

認知症予防にいい食べ物 28

和食

今までさまざまな食材について説明してきましたが、これらの「認知症予防にいい食べ物」を、バランスよく摂取できる食事法を紹介しましょう。それは、私たち日本人が長年親しんできた「和食」です。一口に和食といっても、寿司や天ぷら、刺し身、焼き魚など、皆さん思い浮かべる料理はそれぞれ異なるでしょう。なかでも、ここでおすすめしたいのは、和食の基本といわれる**「一汁三菜」**です。

一汁三菜とは「主菜1品」と「副菜2品」、「汁物」「ご飯」を組み合わせた食事スタイルで、さまざまな食材を使うので栄養バランスをとりやすいのが特徴です。しかも、認知症予防の観点からいえば、魚介や大豆製品を用いることが多い主菜からは、動物性・植物性たんぱく質はもちろん、記憶力の維持が期待できる「ＤＨＡ」や「ＥＰＡ」、抗酸化作用の強い「イソフラボン」などを豊富にとることができます。旬の緑黄色野菜や淡色野菜、海藻、豆、いもなどを使った副菜や汁物からは、「ポリフェノール」や

「ビタミン」のほか、ミネラル、食物繊維なども多く摂取できます。

こうした和食スタイルの食事が、認知症の予防につながる可能性を示した研究もあります。それは、福岡県久山町《ひさやままち》で九州大学医学部が中心となり実施されている、生活習慣病に関する疫学調査です。そのなかで、認知症と食事パターンの関連性について、60～79歳の男女1006人を対象に17年間にわたり調査が行われています。それによると、**「緑黄色野菜や淡色野菜、大豆・大豆製品、藻類、牛乳・乳製品、魚、果物、いも類」をよく摂取する人ほど認知症になりにくい**ことがわかっています[48]。

ただし、一汁三菜の食事スタイルで注意したいのは、主食である「ご飯」(＝糖質)を食べ過ぎないことです。できれば、ポリフェノールのフェルラ酸が豊富な「玄米」や「分《ぶ》づき米」にするといいでしょう。食後は、カテキンやテアニンを含む「緑茶」も味わいましょう。もう一つ、気をつけたいのは「塩分」です。塩分のとり過ぎは高血圧や脳血管性認知症のリスクを高めます。WHOでは「1日5・0g未満」に抑えることが望ましいとしていますが、まずは、厚生労働省が「日本人の食事摂取基準」で定める、1日男性7・5g、女性6・5g以下を目指すといいでしょう。

認知症予防にいい食べ物 29

地中海食

「認知症予防にいい食べ物」をバランスよくとれる食事として、次におすすめしたいのが「地中海食」です。地中海食とはその名のとおり、イタリアやギリシア、スペインなどの地中海沿岸で伝統的に食べられている料理です。この地域に暮らす人々の健康長寿の秘訣《ひけつ》として研究が進み、近年ではダイエットや糖質制限に向いた食事スタイルとしても注目を集めています。健康にいいとされるポイントは、３つあります。

１つ目は、**「野菜やフルーツ、全粒穀物、豆、ナッツなどを豊富にとる」**ところです。

２つ目は、**「魚介類を高頻度にとり、肉は赤身肉よりも鶏肉をよく食べる」**ところ。

最後は、**「オリーブオイルをよく使い、食事とともに適量の赤ワインを飲む」**点です。

ここまで見てきたように、野菜やフルーツ、全粒粉穀物、豆、ナッツなどには、「ポリフェノール」や「ビタミン」などの抗酸化力の高い成分が多く含まれています。抗酸化とは、細胞や遺伝子を酸化ダメージによる老化や病気から守る働きのこと。つまり、身体を若々しく保つ効果があるといえるのです。さらに、魚の「DHA」や「EPA」をはじめ、オリーブオイルやナッツには、不飽和脂肪酸が豊富に存在します。LDLコレステロールを低下させ動脈硬化を予防する、いわゆる血液サラサラ効果があり、認知症を予防する働きも期待されます。[49]

では、日々の食事で地中海食を実践するには、どうすればいいのでしょう。地中海食はいたってシンプルで、ベースとなるのは「オリーブオイル」です。新鮮な野菜にオリーブオイルと塩をかけてサラダとして味わったり、魚介をオリーブオイルと醤油のソースでカルパッチョにしたり、不飽和脂肪酸である「オレイン酸」が豊富なオリーブオイルを、気軽にいろいろな食材にかけて試してみましょう。できれば、天然成分がそのまま含まれるエキストラバージンオイルを使うのが理想です。

地中海食では、どんな食材を使用するかだけでなく、食事をとりながら過ごす時間も大切に考えるのが特徴です。認知症を予防する意味でも、ぜひ家族や友人との会話を楽しみながら、ポリフェノールが豊富な適量の赤ワインとともに地中海食を味わってください。

認知症予防にいい食べ物 30 マインド食

最後に、「結局、何を食べればよくて、何を控えればいいのだろう？」と思った読者のためにも、「マインド食」という食事法を紹介しましょう。マインド食は、先ほど紹介した「地中海食（Mediterranean diet）」と、高血圧の予防にいいとされる「ダッシュ食（Dietary Approaches to Stop Hypertension）」を組み合わせ、「ＭＩＮＤ《マインド》（Mediterranean-DASH Intervention for Neurodegenerative Delay）」食とよぶもので、ポイントは、大きく2つあります。１つ目は、わかりやすさです。マインド食では、脳の健康にいいとされる積極的にとりたい食材10項目と、控えたほうがいい食材を5項目に分類し、摂取頻度の目安とともにわかりやすく紹介しています。

２つ目は、厳密に実践しなくても、効果が得られるところです。マインド食を考案した、アメリカのラッシュ大学医療センターが、約１０００人の高齢者を4年半にわたり調査した結果、マインド食の15項目のうち「９項目以上」達成できた人は、５項目以下の人に比べてアルツハイマー病の発症が53%も低下したそうです。[50] それでは、具体的な食材を見ていきましょう。

【マインド食で積極的に摂取したい食品10種】※（　）内は摂取頻度の目安

●緑黄色野菜（週6日以上）**●その他の野菜**（1日1回以上）**●全粒穀物**（1日3回以上）**●ナッツ類**（週5回以上）**●ベリー類**（週2回以上）**●豆類**（週3回以上）**●魚**（なるべく多く）**●鶏肉**（週2回以上）**●オリーブオイル**（優先して使う）**●ワイン**（1日グラス1杯まで）

マインド食でも、「ポリフェノール」や「ビタミン」などの抗酸化物質が豊富な野菜や全粒穀物、ベリー類、ナッツ、豆類は、積極的に摂取するよう勧められています。なお、控えたほうがいいとされる食品は、「赤身（牛・豚）の肉」「バター・マーガリン」「チーズ」「お菓子」「ファストフード・揚げ物」の5種類です。動物性脂肪には飽和脂肪酸も多く含まれるので控える一方、コレステロールを下げる「不飽和脂肪酸」が豊富な魚やオリーブオイルは、積極的に使うように推奨されています。

第4章

認知症予防のためのの最高のサプリメント

第3章では、「認知症予防にいい食べ物」を紹介してきましたが、食品から継続して摂取するのが難しい成分や、国内で入手しづらい成分などは、サプリメントを活用して補うのも一つの方法です。ここでは研究報告などから認知症への効果が期待されている成分を含む食べ物などを紹介します。

この章で紹介する食べ物は、いずれも食べ物としては入手しづらかったり、加工が必要であったりするものです。

色々な会社がこれら成分を含んだサプリメントを開発しています。この食べ物をキーワードに、ご自分で調べてみるといいでしょう。

ただし、サプリメントを利用する際の注意点は、効果を期待するあまり過剰に摂取しないことです。治療中の病気があり、すでに医薬品を服用している場合は、相互作用が起こるケースもありますので、医師など専門家の助言を受けることも大切です。

「ツルレイシ」

南米エクアドルの高地に自生するツルレイシ（にがうり・ゴーヤ種）の葉からの、特殊な抽出方法による成分にはモモルディシン（群）、チャランティン（群）、ビタミンB7が多く含まれ、抗酸化作用や抗炎症作用にくわえて、アルツハイマー病の原因物質とされるアミロイドβや、タウたんぱく質の凝集を抑える作用も試験管内の実験や動物実験から示唆されています。

このツルレイシは、唯一長崎県の平戸市内で栽培特許などに守られ、地域の特産品として栽培されています。契約農家が無農薬で育てる、ツルレイシの葉を原料としたサプリメントが流通しています。

「黒ガリンガル」

黒ガリンガルは、東南アジア山岳地帯に自生するしょうが科植物で、メトキシフラボン類やアントシアニン、セレンなどのさまざまな成分を含みます。

実際は黒ではなく紫色の根茎植物で、現地では山の神様の贈り物とされ、アルツハイマー病の原因物質でもあるアミロイドβとタウたんぱく質の凝集を抑える働きが、糖尿病と認知症のマウスを使った研究からも期待されています。

抗酸化、抗炎症作用についても知られており、さらに認知症の発症、進展にも大きな影響を及ぼす糖化に対する、抗糖化作用も確認されています。

「超高水圧加工玄米」

認知症予防への効果が期待されるフェルラ酸を豊富に含む玄米を、より手軽に調理・摂取できるように、超高水圧で微粉砕しています。超高水圧加工玄米をマウスに摂取させる実験では、記憶学習能力の低下が抑えられ、小麦・精白米を摂取したマウスに比べて、アミロイドβの減少も確認されています。[51)]

「イチョウ葉エキス」

イチョウ葉エキスには、フラボノイド配糖体やテルペンラクトンが含まれ、生活習慣病や老化の原因と考えられる活性酸素を取り除く抗酸化作用や、血小板の凝集を抑え、血流を改善する働きなどが確認されています。欧米では医薬品にも使われ、規格基準をクリアするイチョウ葉エキスを用いたヒトを対象にした臨床試験では、記憶力や認知力が改善するという研究結果が報告されています。[53)]

「トウゲシバ」

シダ植物の仲間で、山地の日陰に生えることが多く、日本国内でも各地で見られる植物です。

このトウゲシバに含まれる「ヒューペルジンA」という成分は、神経伝達物質アセチルコリンを分解する酵素であるアセチルコリンエステラーゼの働きを阻害する作用があるとされています。

アセチルコリン分解作用を抑えることで、脳内のアセチルコリン量が増加し、認知機能やアルツハイマー型認知症を改善する可能性があると期待されています。マウスを使った実験では、アセチルコリンの量を増やし、記憶を改善することが確認されています。

このようにトウゲシバに含まれるヒューペルジンAは、新たなアルツハイマー病の治療薬につながる候補として、アメリカや中国でも研究が行われています。

「アロマオイル」

最後に紹介するのは、サプリメントではなく〝香り〟です。認知症の原因となる疾患の半数以上を占めるアルツハイマー病では、アロマセラピーによって認知機能が改善する可能性が、鳥取大学の研究で報告されています。[54] 朝は交感神経を刺激する効果が期待されるレモンとローズマリーの精油を、夜には副交感神経を刺激して、リラックス効果が期待されるラベンダーとオレンジの精油を、ディフューザーで散布することが効果的であるとされています。

第5章

認知症予防のための最高の生活習慣

生活習慣の改善で、イギリスでは認知症の有病率が減少

これまでの章を読んでいただき、認知症患者は日本や世界で年々増加していくイメージを持ったかもしれません。しかし、先進国のなかには、認知症の有病率を減少させた、という驚きの報告をした国があります。

それは、イギリスです。

２０１３年に、医学雑誌『The Lancet』において、イギリスでは75歳以上のすべての年代において、20年間で認知症の有病率が2～3割減少したという研究結果が掲載されました[55)]。

イギリスでは、住民を対象とした「認知機能と年齢研究」(Cognitive Function Ageing Study)を継続して行っています。その１９８９年～１９９４年の調査結果と、約20年後の２００８年～２０１１年の結果を比較することで、有病率が減少していることが明らかになったのです。

イギリスでは２００５年から、「心臓病の治療が認知症予防となる」(What's good for your heart is good for your head)というスローガンをつくり、「禁煙」と「減塩」を推進するなど、生活習慣病の予防に関するさまざまな取り組みをしてきました。それらが実を結び、認知症の有病率も減少したのではないかと考えられています。

このイギリスの研究からもわかるように、認知症と生活習慣病との間には密接な関連性があると考えられています。まさしく認知症は、生活習慣病の側面を持っているといえるのです。言い換えれば、普段の生活習慣を見直していくことで、認知症も予防することができます。この章では、そのポイントをじっくりと見ていきましょう。

生活習慣改善により、認知症の３分の１以上が予防できる

認知症と生活習慣病との関連性を指摘する研究結果は、ほかにも数多く報告されています。たとえば、アルツハイマー病協会国際会議(ＡＡＩＣ)２０１７で発表され、医学誌『The Lancet』に掲載された研究では、「認知症の３分の１は、生活習慣を改善

することで予防できる」としています。[56] この論文は、世界各地の24人の認知症の専門家による研究に基づいてまとめられたもので、「認知症は、高齢になってから診断されることが多いものだが、脳の異変は一般的に、その何年も前から始まっている」と指摘しています。

この研究チームは、十分なデータのある危険因子についてのみ考察を行い、認知症の発症要因となる9つの生活スタイルをあげました。

その9つの要因とは、

◎糖尿病　◎中年期以降の高血圧　◎肥満　◎運動不足　◎うつ病　◎社会的孤立
◎高齢期の難聴　◎喫煙　◎若年期の低い教育水準　です。

これらの要因に気をつけ、生活習慣を変えることによって、認知症の3分の1以上が予防できるといいます。

つまり、認知症にならないためには**「糖尿病や高血圧、肥満にならないように食事や運動に気をつけ、難聴やうつ病なども含めて適切な治療を受けること。タバコは吸わず、社交的に楽しく生活すること」**がポイントです。

これは生活習慣病を予防するポイントと、かなりの部分で重なっています。認知症にならないために生活習慣を変えることができれば、糖尿病や心筋梗塞・脳梗塞、がんなどの予防にもつながるのです。

まさに脳の糖尿病!? 認知症と糖尿病の深い関連性

認知症の中でもアルツハイマー病は「3型の糖尿病」といわれるほど、糖尿病と関係性が深いことは第1章で説明しました。

日本において、認知症と糖尿病や、認知症と高血圧の関係性を明らかにした研究として、度々データが取り上げられるのが「久山町研究」です。

この研究は、福岡県の北西部にある久山町（人口約８４００人）の地域住民を対象に、九州大学医学部が中心となって、１９６１年から50年以上にわたり、生活習慣病（脳卒中・虚血性心疾患、悪性腫瘍、認知症など）の疫学調査を行っています。

疫学調査とは、ある集団を対象に、病気の頻度や分布を調べ、その発生要因について統計学的に調べるものです。なかでも、久山町研究の特徴は、住民が全国平均とほぼ同じ年齢・職業分布となっており、偏りのほとんどない平均的な日本人集団である点と、住民の協力により、亡くなられた方の多くを病理解剖して正確な死因を調べている点（通算剖検率75％）にあります。

その久山町では、１９８５年に65歳以上の全高齢住民を対象として認知症の有病率調査を開始したのを皮切りに、１９９２年、１９９８年、２００５年、２０１２年にも同様の調査を実施。受診率は、どの年も92％以上と高いものでした。

この調査により、糖尿病と高血圧は、認知症の発症リスクであることが明らかになったのです。高血圧については、この後に取り上げることとして、まずは、糖尿病について詳しく見ていきましょう。

久山町に見る糖尿病と認知症の関係

久山町の調査では、血糖値が高くなったときに、それを正常値まで下げる能力である耐糖能レベルごとに見た、認知症の発症リスクを調べています。[5)] **図5**をご覧くださ い。「IFG」は、空腹時血糖値が高い人、「IGT」は、食後高血糖（耐糖能異常）の人です。両者を合わせて糖尿病予備軍や、境界型糖尿病と呼んでいます。

この調査では、血糖値が正常な人を1・0とした場合、認知症の中でもアルツハイマー病の発症率は、糖尿病の人で「2・1」と、2倍以上に高くなっています。空腹時血糖値が高い人（IFG）では、発症率は低くなっていますが、食後高血糖（IGT）の人では「1・6」と、糖尿病の人に迫る発症率となっています。

一方、認知症のなかでも脳血管性認知症については、アルツハイマー病に比べると、発症率の差はそれほど大きくありませんが、それでも糖尿病の人は「1・6」、食後高血糖の人は「1・4」と、正常な人に比べて発症率が高くなっています。

この調査結果から、糖尿病は認知症のリスクを高める要因の一つであり、なかでもアルツハイマー病との関連性が高いことが、注目されるようになりました。

糖尿病は
主にアルツハイマー病の
危険因子であり、
その増加の要因である

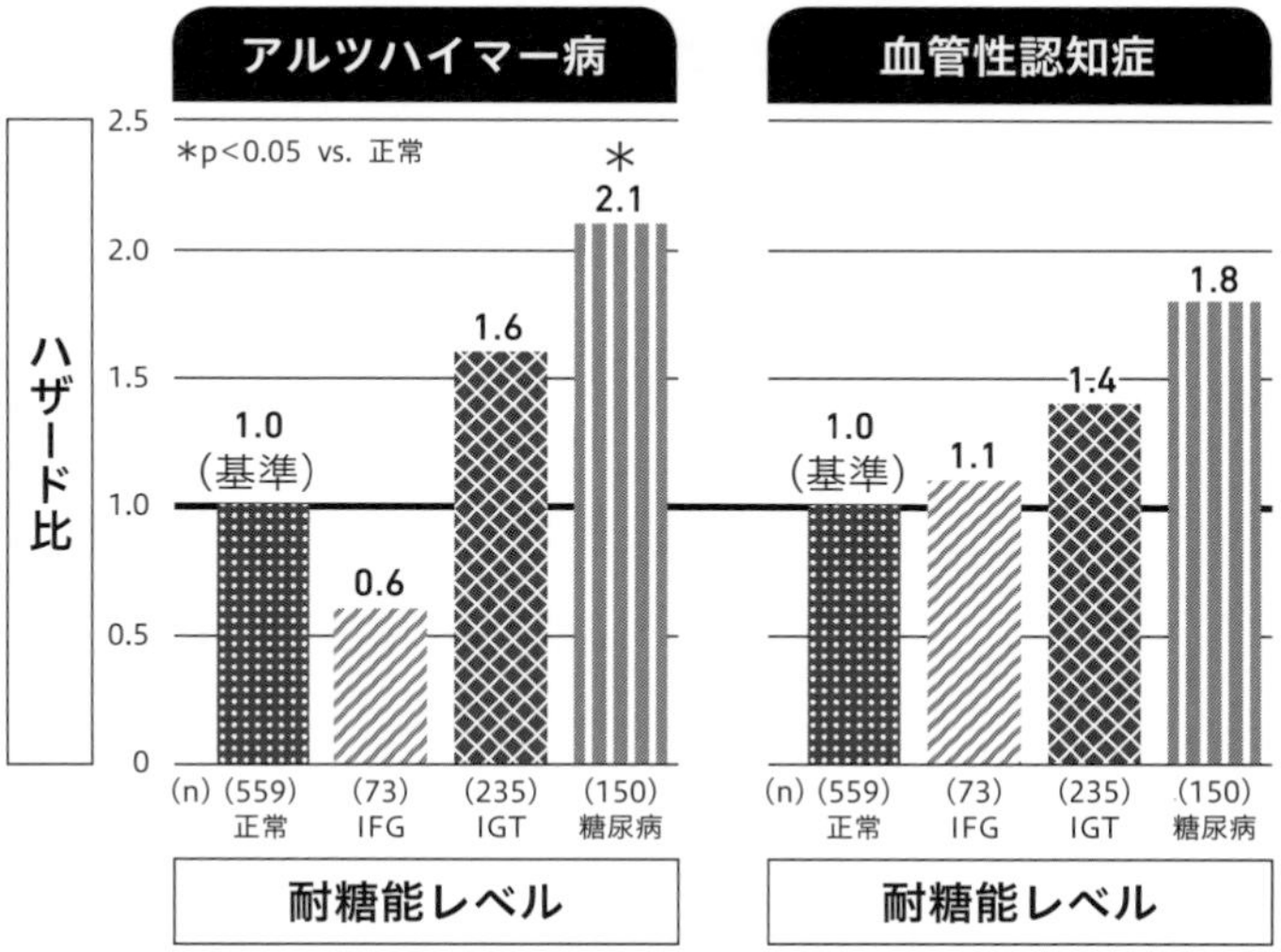

IFG：空腹時血糖異常
IGT：耐糖能異常
調整因子：年齢、性、学歴、高血圧、心電図異常、BMI、腹囲／腰囲比、
血清総コレステロール値、脳卒中の既往、喫煙、飲酒、身体活動度

Ohara T, et al. Neurology 2011; 77:1126-1134.

図 5. 耐糖能レベル別（WHO基準）にみた
病型別認知症発症のハザード比
（久山町男女1,017名、60歳以上、1988－2003年、多変量調整）

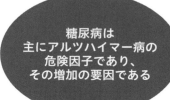

糖尿病になると、アルツハイマー病の発症率が2倍に

なぜ、糖尿病になると、アルツハイマー病の発症率が2倍以上に高くなるのでしょうか？　そのメカニズムを解き明かそうとする研究が、国内外で続けられています。関連性を説明するために、一度、糖尿病についてわかりやすく整理してみましょう。

糖尿病とは**「血液中を流れるブドウ糖が増えてしまう病気」**です。糖は、私たちが普段食べているお米や食パン、蕎麦など、いわゆる炭水化物に多く含まれていて、食事をすると、誰でも一時的に血糖値が高くなります。すると**「インスリン」**というホルモンがすい臓から分泌されます。このインスリンは、**血液中を流れる糖を筋肉などの細胞に取り込むときの「カギ」のような役割**を果たしています。インスリンの働きにより、細胞に取り込まれた糖はエネルギー源となるため、糖が血液中に余ることがなく、血糖値は一定に保たれるようになります。

ところが、糖尿病になると、インスリンがうまく働かなくなります。そのため、血

液中に糖があふれてしまうのです。その原因は主に2つあります。

1つは、**インスリン自体をつくれなくなり、分泌量が減ってしまう状態（Ⅰ型糖尿病）**です。もう1つは、**インスリンが効かなくなること（Ⅱ型糖尿病）**です。**これを「インスリン抵抗性」といいます**。インスリンは十分な量がつくられているのですが、インスリンが働きにくくなり、糖を細胞に取り込めなくなってしまうのです。その原因は、運動不足や食べ過ぎなどにより内臓脂肪がたまり過ぎると、それ以上、細胞に糖を取り込み過ぎないように（細胞に取り込まれた糖のうち、余ったぶんは脂肪として蓄えられる）、インスリンに反応しにくくなります。そのため、血液中に糖があふれてしまうのです。

血液中にあふれた糖は、全身に悪い影響を与えます。特に、末梢神経や血管にダメージが出やすく、たとえば、目の毛細血管が破れて酸素や栄養が行き届かなくなることで、失明の原因となる**「糖尿病網膜症」**を引き起こします。

また、足先の末梢神経や毛細血管に血液が届かなくなることで腐り始め、最終的には切断しなければならなくなる**「糖尿病性壊疽（えそ）」**も起こります。

血液中にあふれた糖質は、たんぱく質と結合して、老化を進める原因物質とされる**「終末糖化産物」**（ＡＧＥ：advanced glycation end- products）を作ります。この老化物質であるＡＧＥが蓄積すると、動脈硬化の原因になります。

また、目の網膜や足先と同じように、**脳のあちこちの末梢血管が動脈硬化を起こし、栄養や酸素が行き届かなくなることで、周辺の脳細胞が死滅**します。このことも、認知症を助長してしまうのです。

アルツハイマー病とは異なる特徴を持つ「糖尿病性認知症」

このように最近の研究から、糖尿病と認知症との間には密接な関連があることが注目されています。そのなかで、アルツハイマー病や脳血管障害よりも、**「糖尿病による糖代謝異常が主な原因となって、認知症を発症している人」**がいることが、東京医科大学の羽生春夫《はにゅうはるお》教授らの研究[57]で明らかになってきました。羽生教授は、こうした糖尿病が主原因と考えられる認知症を**「糖尿病性認知症」**と呼んで、糖尿病の視点からアルツハイマー病の予防や、新たな治療の可能性があると提唱しています。

ここでもう一度、認知症の主な原因について整理してみましょう。認知症の半数以上を占めるのが「アルツハイマー型認知症」で、「アミロイドβ」などの異常なタンパク質が脳にたまり、神経細胞がダメージを受けることで、認知症を引き起こすと考えられています。もう一つ、「脳血管性認知症」は、脳梗塞や脳出血などの脳血管障害が原因で、脳の細胞に酸素が送られなくなり、神経細胞が死んでしまうことで認知症が引き起こされます。

羽生教授のグループの研究によると、糖尿病を伴ったアルツハイマー病患者の脳を調べると、**「アミロイドβ」は必ずしも増えておらず、微小梗塞病変（脳の深いところにある細い血管が詰まるタイプの脳梗塞）がより多く見られました。これは、糖尿病を患っているアルツハイマー病患者では、血管性や代謝性脳病変などが加わることで、より軽いアルツハイマー病でも認知症を発症しやすい**ことを示唆しています。また、認知症を発症した時点で、アルツハイマー病は軽いため、発症後の進行はゆるやかになる傾向があります。一部の糖尿病治療薬が、アルツハイマー病の進行抑制に働く可能性もあるとみられています。

脳の血流変化でも、糖尿病を合併したアルツハイマー病患者では、特徴的な傾向があることがわかってきました。一般的にアルツハイマー病患者では、脳の頭頂葉や側頭葉と呼ばれる部分の血流低下が見られます。しかし、羽生教授のグループの研究によれば、**糖尿病を合併しているアルツハイマー病患者の場合、「前頭葉」の血流低下が加わる結果が見られた**そうです（発症した初回の検査時）。さらに、約3年後の血流低下について調べると、合併していない患者のほうが、糖尿病を伴う患者よりも、頭頂側頭葉を含む血流の低下は進行が軽度で、認知機能障害の悪化もゆるやかなことがわかりました。これらのことからも、**糖尿病を合併しているアルツハイマー病患者では、さまざまな原因が合わさることで、認知症の発症が早まっている**と考えられます。

糖尿病と認知症の関連については、さまざまな研究が行われていますが、糖尿病を合併している認知症といっても、アルツハイマー病が優位な場合、血管性病変が優位となるケース、そして糖尿病との関連が密接な場合と多様です。それぞれについて正しい診断がなされることが、適切な治療やケアを行うためには重要だといえます。

高血圧は、脳血管性認知症のリスクを高める

先ほど紹介した福岡県の久山町で行われた認知症に関する疫学調査では、高血圧と認知症の関連性についても調べられています。１９８８年の久山町の循環器検診に参加した65～79歳の住民６６８人を17年間追跡調査したところ、高血圧は、認知症の中でも「脳血管性認知症」の発症リスクを高めることが、明らかになっています。[6]

次頁の**図6**をご覧ください。**血圧が正常な人に比べ、「高血圧前症」「ステージ1高血圧症」「ステージ2高血圧症」**と、**血圧が高くなるほど、脳血管性認知症のリスクが高まっている**のがわかります。

さらに、この同じ集団が15年前の検診を受診したときの血圧値を用いて、中年期の血圧レベルと、老年期での脳血管性認知症の発症の関係を調べると、**中年期に血圧が「ステージ2高血圧症」の人では、正常な人に比べて、リスクが10・1と、10倍以上になっています。**[6]

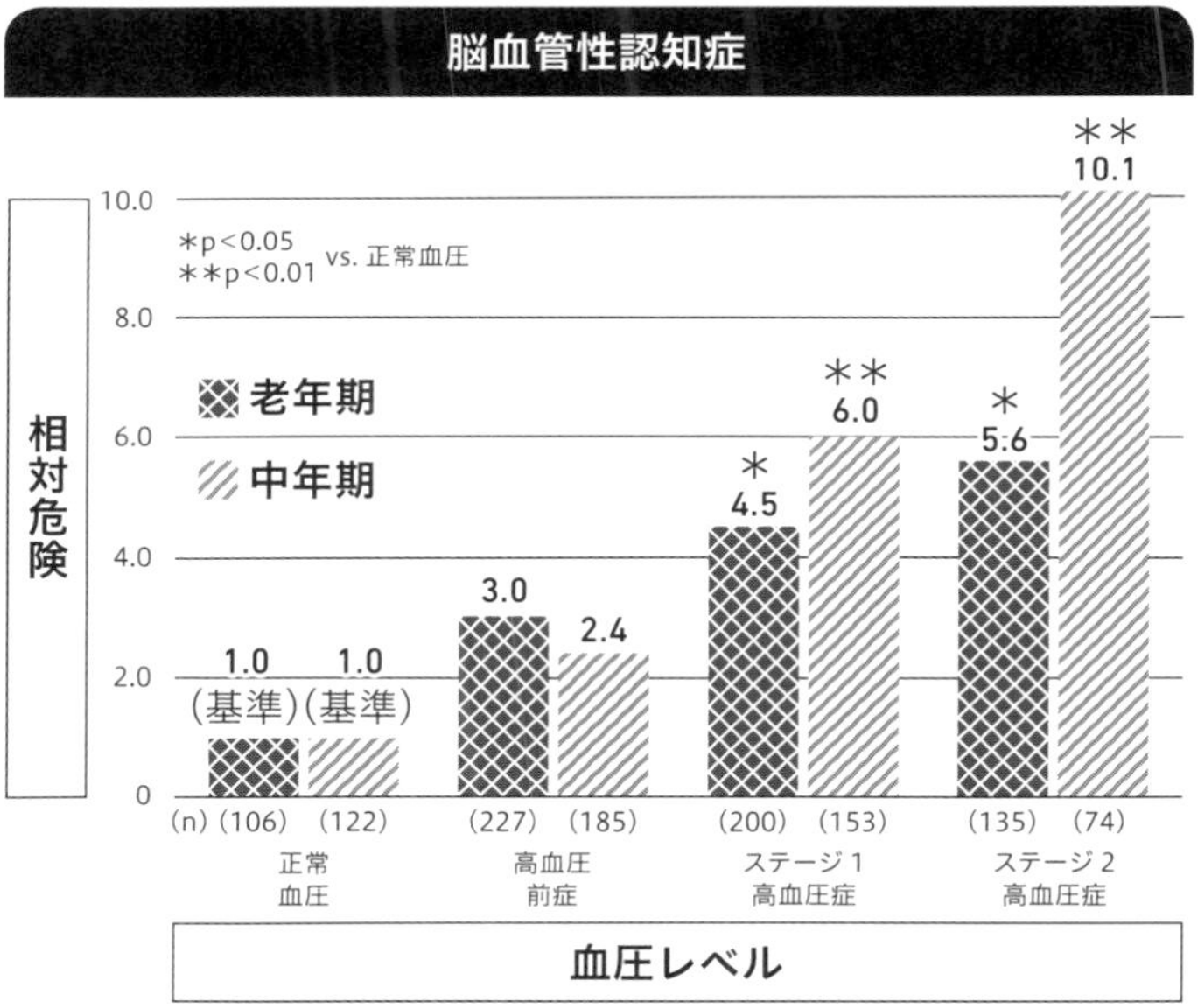

調整因子：性、年齢、学歴、降圧薬内服、糖尿病、血清総コレステロール、慢性腎臓病、脳卒中既往、BMI、喫煙、飲酒

Ninomiya T, et al. Midlife and late-life blood pressure and dementia in Japanese elderly: the Hisayama study Hypertension 2011;58:22-28.より引用改変

図 6.　老年期および中年期血圧レベル別にみた認知症発症の相対危険

1988－2005年（老年期）、久山町男女668人：1973－2005年（中年期）、534名、多変量調整

この結果から、老年期になって血圧が高くなった人よりも、中年期から血圧が上昇した人のほうが、脳血管性認知症のリスクが高いということがわかります。一方で、アルツハイマー病に関しては、血圧との関連性は見られませんでした。

さらに、中年期から老年期にかけての血圧レベルの変化と、認知症の発症リスクの関係性についても調査されています。次頁の**図7**を確認ください。

中年期と老年期ともに血圧が１４０／90㎜Hg未満であったグループに比べて、老年期のみ１４０／90㎜Hg以上の高血圧であったグループでは、脳血管性認知症の発症リスクは３・３倍に上昇しています。一方、**中年期からすでに１４０／90㎜Hg以上の高血圧であったグループでは、老年期に血圧が１４０／90㎜Hg以下と下がっても、脳血管性認知症のリスクは４・７倍、１４０／90㎜Hg以上のままでは５・３倍と、どちらも5倍近いリスクとなっています。**[6)]

このことから、老年期だけでなく、中年期からの血圧の管理が重要であることがよくわかります。

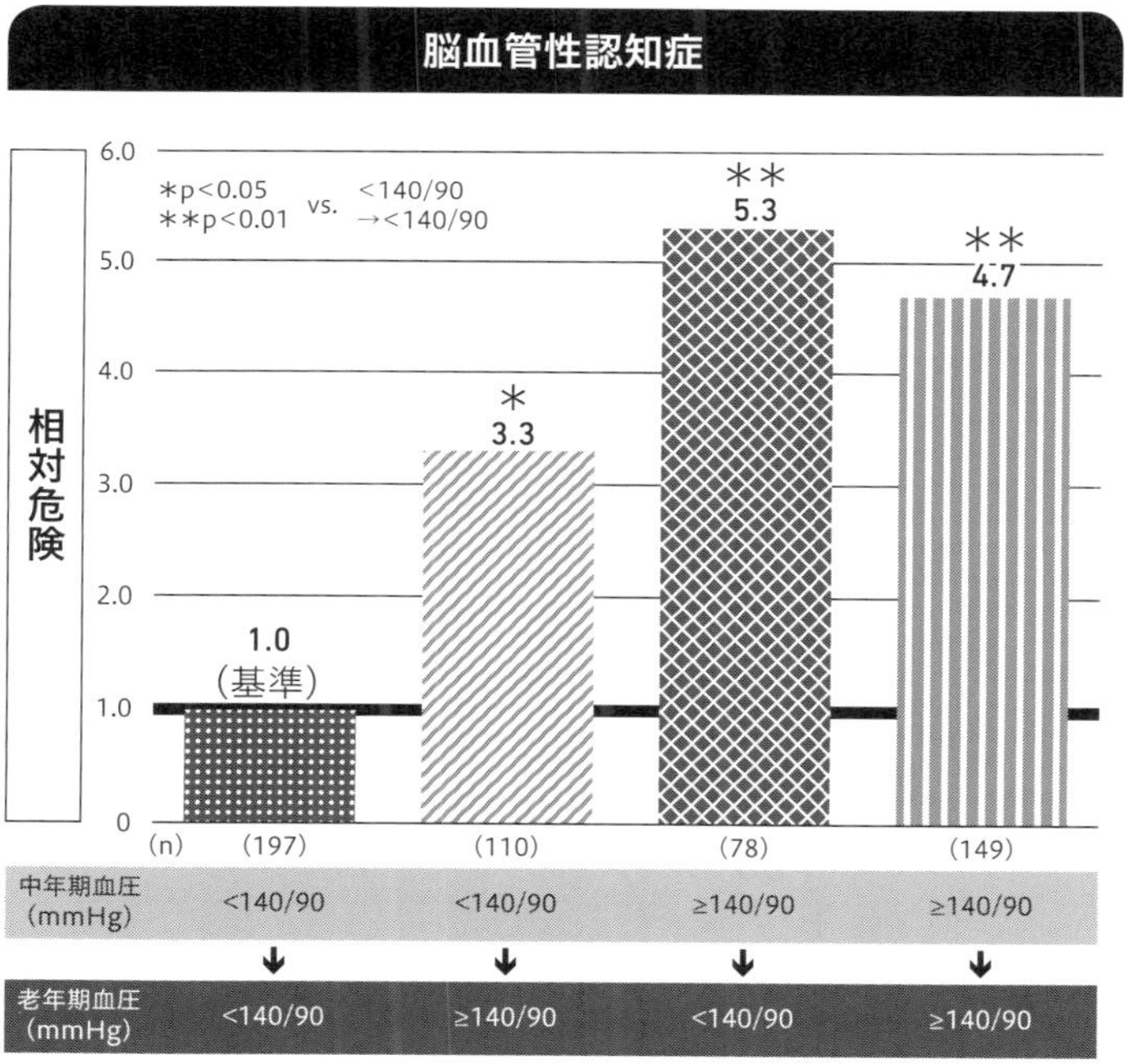

調整因子：性、年齢、学歴、降圧薬内服、糖尿病、血清総コレステロール、
慢性腎臓病、脳卒中既往、BMI、喫煙、飲酒

Ninomiya T, et al. Midlife and late-life blood pressure and dementia in Japanese elderly: the Hisayama study Hypertension 2011;58:22-28.より引用改変

図 7.　血圧レベルの変化別にみた認知症発症の相対危険
久山町男女534人、65－79歳、1988－2005年、多変量調整

高血圧が動脈硬化→脳梗塞を起こすワケ

脳血管性認知症とは、脳の血管が詰まったり、破れたりして起きる脳卒中（脳梗塞や脳出血）の発症に伴って起こります。脳の細胞に酸素が送られなくなり、神経細胞が死滅することで、認知症が引き起こされるのです。

この脳卒中のリスクを高める要因となるのが、高血圧なのです。

「血圧が高い」とは、わかりやすく言えば、流れる血液の勢いが強い状態です。血管を川にたとえるなら、流れる水の勢いが激しい状態です。そのような状況が続くと堤防が決壊しそうになり、補強しようと土嚢《どのう》がどんどん積まれていきます。この土嚢が、いわゆるコレステロールです。

通常血管はゴムのように弾力があり、血圧の上下にも対応できるのですが、コレステロールがたまっていくと、弾力がなくなり硬くなっていきます。これを、動脈硬化といいます。硬くなった血管が、あるきっかけで傷がつくと、そこに血の塊が詰まって血栓ができ、脳梗塞や心筋梗塞を引き起こすのです。

ですから、高血圧だと診断されたら、適切な治療を受けることが大切です。幸い、高血圧はいい薬が多くあり、しかも比較的安価で入手できますので、しっかりと治療を行い、血圧をコントロールすることが重要です。薬を服用しはじめたら、自分の判断により勝手に途中でやめないことも大切です。

肥満体型の人は、認知症発症リスクが2・44倍に

「ＢＭＩ」（ボディ・マス・インデックス）という肥満度を見る数値について、皆さんも健康診断のときなどに目にしたことがあると思います。

●ＢＭＩ＝体重（kg）÷〈身長×身長（m）〉

という式で計算でき、身長に見合った体重かどうかが判断できます。日本の場合は、ＢＭＩ22が標準で、25以上が肥満、18・５未満が低体重とされています。

「肥満は万病のもと」と昔からいわれますが、肥満と認知症の関係性を調べた研究も

多く行われており、それらによって、肥満は認知症のリスクを高めることがわかってきました。

たとえば、国立台湾大学の研究では、**ＢＭＩが20・5〜22・9の適正群に対して、ＢＭＩが25・5以上の肥満体型の人では、認知症を発症するリスクが2・44倍にも上昇する**ことがわかりました。また、ＢＭＩが23・0〜25・4の体重が多めの群では、1・87倍に上昇、一方で、20・4以下の痩せている群でも、リスクが1・84倍に上昇するという結果になっています[58]。

脳の奥深くには、「海馬」という、記憶に関連する部位があります。北米神経科学学会が60代の人を対象に8年にわたり調査した研究結果によると、**この記憶に関わる海馬が、肥満体型の人では1年で2％近くも収縮している**ことがわかりました。これは、標準体型の人のおよそ2倍の収縮率となっています[59]。

生活習慣の変化を恐れず、脳も若々しく！

肥満も、まさしく生活習慣によって引き起こされます。逆に言えば、生活習慣を変えることができれば、改善されるはずですが、それが難しいのもよくわかります。**「痩せようと思っても、なかなかダイエットが続かない」**という人も多いのではないでしょうか？

たまに、かなりの肥満体型であっても、健康診断では何も問題がないという人がいます。あなたの周りにも、そういう人はいませんか？「健康診断で何も引っかからないのだから問題ない！」と、食生活を改善したり、運動をしたりしようという気はさらさらなく、これまでどおりの生活を続けている人がいます。

けれども、それは大きな間違いです。こういう人が、**健康診断で問題がないのは、「まだ問題が表面化していないだけ」です。**体の中では内臓脂肪がたまり、インスリンの働きが低下していく糖尿病が進んでいるでしょう。血管内にはコレステロールがだんだんとたまり、弾力性が失われていく動脈硬化も進行していると思われます。脳内では、アミロイドβがたまり始めているかもしれません。

たとえば、若い頃の体重が、50キロ台だった人が、現在80キロ台になっているとしたら、体重はプラス30キロ、1・6倍に増えています。しかし、心臓や血流はパワーアップしているわけではありません。車でいえば、車体は大きくなっているのに、エンジンはそのまま変わらない状態です。これでは、心臓をバンバンと動かさなければ、血液を全身に送ることができません。今は大丈夫でも、心臓が悲鳴をあげるのは時間の問題でしょう。

このように、**一つひとつ自分で調べ、なぜ良くないのか納得することが大切です**。しっかりと腑に落ちれば、意識が変わり、生活習慣は自然と変わっていくでしょう。習慣を変えたり、何か新しいこと始めたりというのは、年齢を重ねるほど億劫になるものです。しかし、「現状維持でいいや」というのは、脳にとってもよくありません。脳を若々しく保つためにも、生活習慣をよりよく変化させることを心がけましょう。

生活習慣だけでなく、「性格」習慣も重要

ここまで認知症になる要因として、生活習慣が大きく関係していることを紹介してきました。

さらに、生活習慣に加えて、もうひとつ重要なのが「性格」です。これは、あながち冗談ではありません。私が、講演などで「認知症になりやすい人は、どんな人ですか？」と聞かれたときに紹介しているのが、次の4つの項目です。

【認知症になりやすい人】

◎責任感が強い人

◎絶対に時間に遅れない人

◎物静かで礼儀正しい人

◎お金の管理が上手な人

これらは、私のこれまでの経験によるものですが、**認知症になりやすいのは、いわゆる「真面目な人」が多い**と感じています。責任感が強く、何事にもしっかりと取り組む人、いわゆる日本人に多いタイプですね。このような真面目な人が、なぜ認知症になりやすいかといえば、**「自由度」や「社交性」があまりなく、「ストレス」をため込みやすいからです。**

これとは逆に、私が「認知症になりにくい人」として、いつも紹介しているのは、次のような人です。

【認知症になりにくい人】
◎人のことを考えない人
◎外交的で派手な人
◎自分が熱中できる趣味を持っている人

大切なのは、「**細かいことにあまりクヨクヨせず、社交的に毎日を楽しむこと**」です。何でもいいので生きがいを持ち、趣味など好きなことに没頭することが、脳を活性化させて老化を防ぐことにつながります。

もちろん、真面目に責任感を持って物事に取り組むことは、とても素晴らしいことです。しかし、それればかりでは、定年退職後に地域や社会との関わりが持てず、家に閉じこもりがちに…ということにもなりかねません。ほどよく真面目で、ほどよく抜けている。ストレスも上手に発散できる。「どちらも重要です！」という意味を込めて、次の例をあげて、お伝えするようにしています。

高齢者のうつ病と認知症の見分け方

「なんとなく元気がない」「1日中家に閉じこもってボーッとしている」など、うつ病と認知症の初期症状は、似ているところも多いため、うつ病なのに認知症と勘違いしたがために治療が遅れ、さらに悪化してしまうということもあり得ます。逆に、うつ病だと思って病院を訪れたら、実は認知症だったというケースもあります。認知症とうつ病では、どのような違いがあるのでしょうか。

一つは、病状の進行についてです。認知症の場合、大半が徐々に進行していくので、周囲が気づきにくいのに対し、うつ病は比較的短い間に進行し、いくつかの症状が現れるので、周りが異変に気づきやすい特徴があります。

もう一つ、症状自体については、認知症の場合は、意欲の低下や認知機能の低下は起こるのですが、それによって不安や自責の念、死にたいといった気持ちを持つことはないようです。ところが、うつ病の場合は、こうしたさまざまな症状を本人が自覚し、不安や自責の念を感じているのが特徴です。

もしかしたら認知症かもしれないと病院を受診すると、初期段階ではいくつかの設問に答える検査が行われるのが一般的です。代表的なものとして、**「長谷川式簡易知能評価スケール（改訂版）」**や**「MMSE（ミニメンタルステート検査）」**などが、広く実施されています。どちらも、検査に必要な時間は10～15分ほどです。

認知症かうつ病か、どちらかわからない場合には、病院を訪れるとともに、こうした検査を受けることが重要です。検査の点数が何点以下の場合、認知症の疑いがあるなどの目安が決まっていますので、一つの診断基準となります。

参考までに、「長谷川式簡易知能評価スケール（改訂版）」の内容を紹介しましょう。満点は30点で、そのうち20点以下の場合、認知症を疑います。また点数が低いほど、重度であるとされています。なお、認知症とうつ病は、合併して患っているケースもありますし、うつ病から認知症を発症するケースや、まったく別の病気の可能性もあります。ですので、ご自身やご家族だけでは判断せずに、必ず専門医に相談するようにしましょう。

【長谷川式簡易知能評価スケール（改訂版）】

1　年齢はいくつですか
2　今日は何年、何月、何日、何曜日ですか？
3　私たちが今いるところはどこですか？
4　これから言う3つの言葉を言ってみてください。
あとでまた聞きますので、よく覚えておいてください
5　100から7を順番に引いてください

（100→□→□→□……）

6　これから私が言う数字を、逆から言ってください
「6、8、2」「3、5、2、9」

7　先ほど設問4で覚えてもらった言葉を、もう一度言ってみてください

8　これから5つの品物を見せます。
それを隠しますので、何があったか言ってください
（例：時計、カギ、タバコ、ペン、硬貨など）

9　知っている野菜の名前を、できるだけたくさん言ってください

この検査は、あくまで診断方法の一つであり、こうした問診が終わったあと、血液検査や脳脊髄液の検査、CTやMRIなどの画像診断、脳の血流量や働きなどを調べる「SPECT検査」や「PET検査」など複数の検査をしながら、認知症であるかどうかを診断するのが一般的です。

認知症を予防する生活習慣、４つのルール

この章では、認知症になりやすい生活習慣について見てきましたが、今度は「どうすれば認知症を予防できるのか？」、そのポイントを紹介していきます。

認知症予防について、たとえば、雑誌や書籍、インターネットなどで調べると、非常にたくさんの記事が出てきます。研究や実験の結果から認知症を予防する効果が見つかったというものから、根拠がしっかりと証明されていないものまで、本当に千差万別です。多くの人が調べるうちに「何をすれば、本当に予防できるのだろう？」と、逆に不安になってしまうかもしれません。

だからこそ、この本では、そのなかでも大切なポイントに絞って、お伝えしていきたいと思います。改めてまとめると、「認知症を予防する生活習慣」で、最も重要なポイントは、次の４つです。

1　バランスの良い食事
2　適度な有酸素運動
3　血圧の管理と、ベストな体重の維持
4　熱中できる趣味や生きがいを持つこと

認知症と生活習慣病の危険因子が重なっているということは、生活習慣病を防ぐ習慣を心がければ、認知症の予防にもつながるということです。具体的には、適度な運動とバランスの良い食事が基本です。

予防習慣 1 バランスの良い食事

認知症を予防するためには、バランスの良い食事が基本です。そのうえで、アルツハイマー病の原因物質が脳内にたまるのを防いだり、神経細胞を活性化したりする食品を積極的に摂取しましょう。生活習慣病の予防のためにも抗酸化作用が高い食べ物をとることも大切です。食事についてはすでに第3章にて詳述しましたので、そちらをご参照ください。

予防習慣 2 1日30分の有酸素運動

認知症はもちろん、生活習慣病の予防にも重要なのが「有酸素運動」です。有酸素運動とは、ウォーキングやジョギング、エアロビクス、サイクリング、水泳など、ある程度の時間をかけて行う運動のことです。そのなかで代表的かつ、もっとも手軽な有酸素運動は、「ウォーキング」です。

ウォーキングと認知症の関連性をテーマにした研究も多く行われており、最近では**「よく歩くと、認知症になりにくい」**ことがわかってきました。国内外の研究事例を、それぞれ紹介しましょう。

アメリカでは、70歳から81歳までの1万8766人の女性を対象に、歩行を含む日頃の運動習慣と認知機能の関係性について、約2年おきに2回調査する研究が行われました。その結果によると、**日頃よく歩く人は認知機能テストの成績が良く、少なくとも1週間に90分以上(1日あたりにすると15分以上)歩く人は、週に40分以下しか歩行しない人に比べて、認知機能の成績が良い**ことがわかりました[60](図8)。

一方、東北大学の研究グループが、宮城県大崎市の65歳以上の住民1万3990人を対象に行った調査から、**「1日に歩く時間が長い人ほど、認知症になりにくい」**という研究結果を発表しました[61]。この調査では、1日の歩行時間ごとに「30分未満」「30分〜1時間」「1時間以上」という3つのグループに分け、2007年から約6年間にわたり、認知症を患った人がいるかどうかを調べました。その結果、**1日の歩行時間が「30分未満」のグループに比べて「1時間以上」のグループは、認知症になった人の割合が28%少なかった**そうです。また、「30分〜1時間」のグループも「30分未満」のグループに比べて、認知症になった人の割合は19%少なく、1日の歩行時間が長いほど認知症になりにくい傾向が見られました。

さらに、厚生労働省の「国民健康・栄養調査」の有病率のデータを用いて試算したところ、もし全員が現在の歩行時間を一つ上のレベル(たとえば、30分未満の人が30分

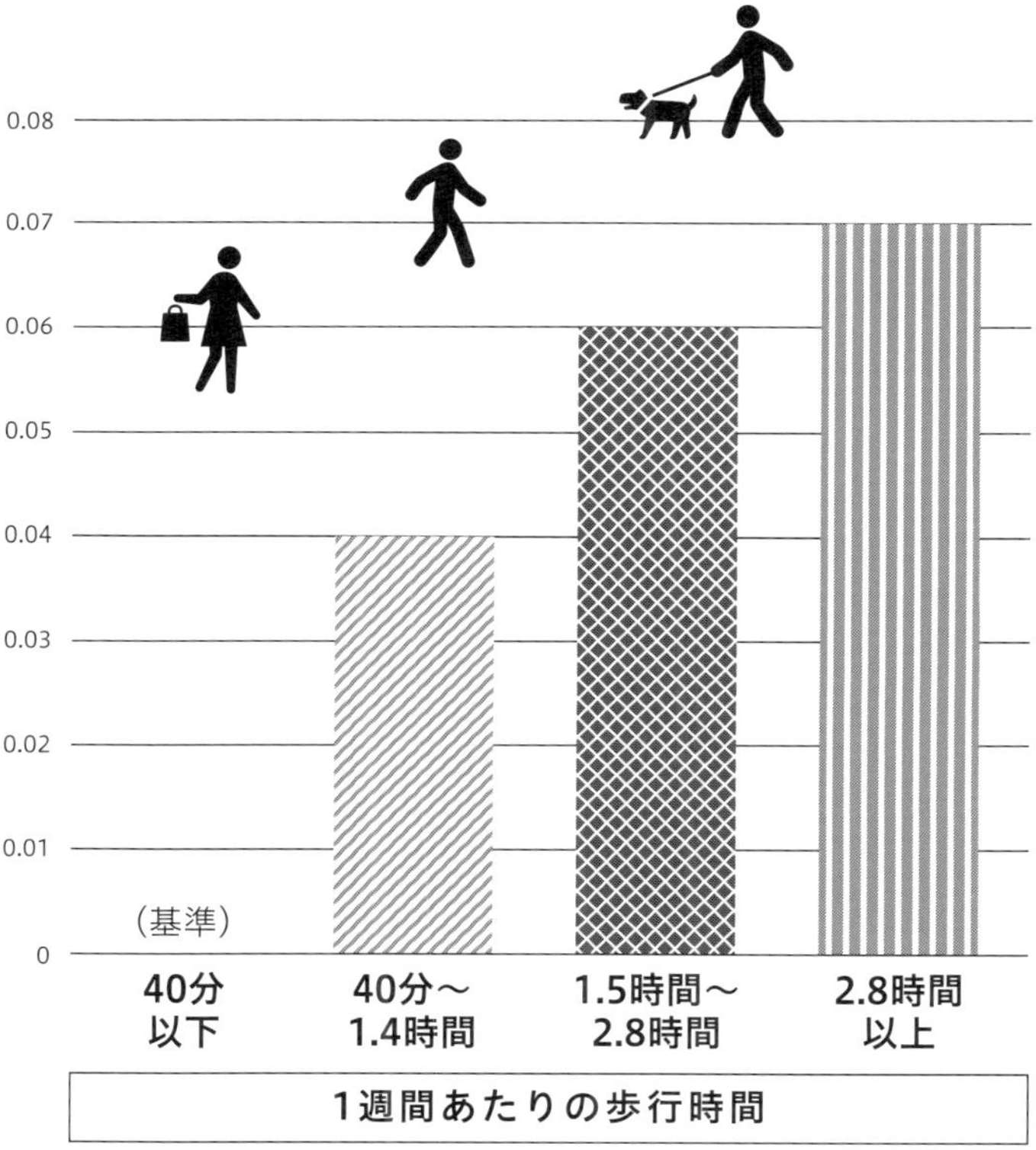

Weuve J, et al. JAMA 2004 ; 292 : 1454.より改変

図 8.　認知機能テストの得点差

〜1時間に、30分〜1時間未満の人が1時間以上）に増やすことができれば、認知症になる人の割合が、14％減少すると推定されています。

なぜ、よく歩く人ほど認知症になりにくいのか？

このように「よく歩く人ほど、認知症になりにくい」という研究結果が、国内外で報告されていますが、それでは、なぜ、歩行は脳の認知機能に良い影響を与えるのでしょうか？

この疑問を解消するために、東京都健康長寿医療センター研究所の老化脳神経科学研究チームが、**「脳の血流」**に着目して行っている研究を紹介しましょう。

脳の血流についてカギを握るのが、第1章「『アリセプト』が認知症に効く仕組み」（32ページ参照）のところで紹介した「アセチルコリン」です。アセチルコリンは、脳のシナプスで情報や刺激が伝えられる際に働く重要な神経伝達物質で、アルツハイマー型認知症の人の脳内では、アセチルコリンが減少することがわかっています。また、脳が正しく機能するためには、十分な血流が絶えず流れていることが大切ですが、アルツハイマー型認知症患者や高齢者では、「大脳皮質」や記憶に重要な「海馬」において、脳血流の低下も見られます。

実は、大脳皮質や海馬には、大脳の奥からアセチルコリンを放出する「アセチルコリン神経」が伸びています。同チームは**ラットを用いた研究で、アセチルコリン神経を刺激し活発にすることで、大脳皮質や海馬のアセチルコリンが増加し、脳内部の血管が広がり、血流がよくなることを発見しました**[62]。さらに、アセチルコリンは脳を守る神経成長因子というタンパク質を増やすことや、アセチルコリン神経の働きを高めることにより、神経細胞のダメージを軽減することも明らかにしました[63]。

わかりやすく整理すると、「アセチルコリン神経」を刺激することで、脳が正しく働くために重要な血流が良くなるうえ、脳の神経細胞が死滅して減少することも抑えてくれるのです。

無理なくゆっくり歩いて、脳の血流を改善

それでは、アセチルコリン神経を刺激して活性化するには、どうすればいいのでしょう？　東京都健康長寿医療センター研究所の老化脳神経科学研究チームでは、「歩行」こそが、脳内のアセチルコリン神経を刺激して、脳が正常に機能するために重要な「血流」を増やすのではないかと考え、それを証明するために、ラットにトレッドミル（ランニングマシン）の上を歩かせて、その際の海馬の血流と血圧を同時に測定する実験を行いました。

図9をご覧ください。同チームでは、**ラットの歩く速さを、「遅い」「普通」「速い」の3段階に分けて、各30秒間歩かせたところ、どの速さで歩いた場合も、歩行中の海馬の血流が増加しました。**一方、血圧については、「速い」歩行の場合は著しく上昇しますが、「遅い」や「普通」の速度では、ほんの少し上昇するだけでした。

3段階の速度の中で、「普通」の速さで歩いたときに、海馬のアセチルコリン量を調べると、増えていることが明らかになりました[64]。**つまり、血圧が上がらない程度の無理**

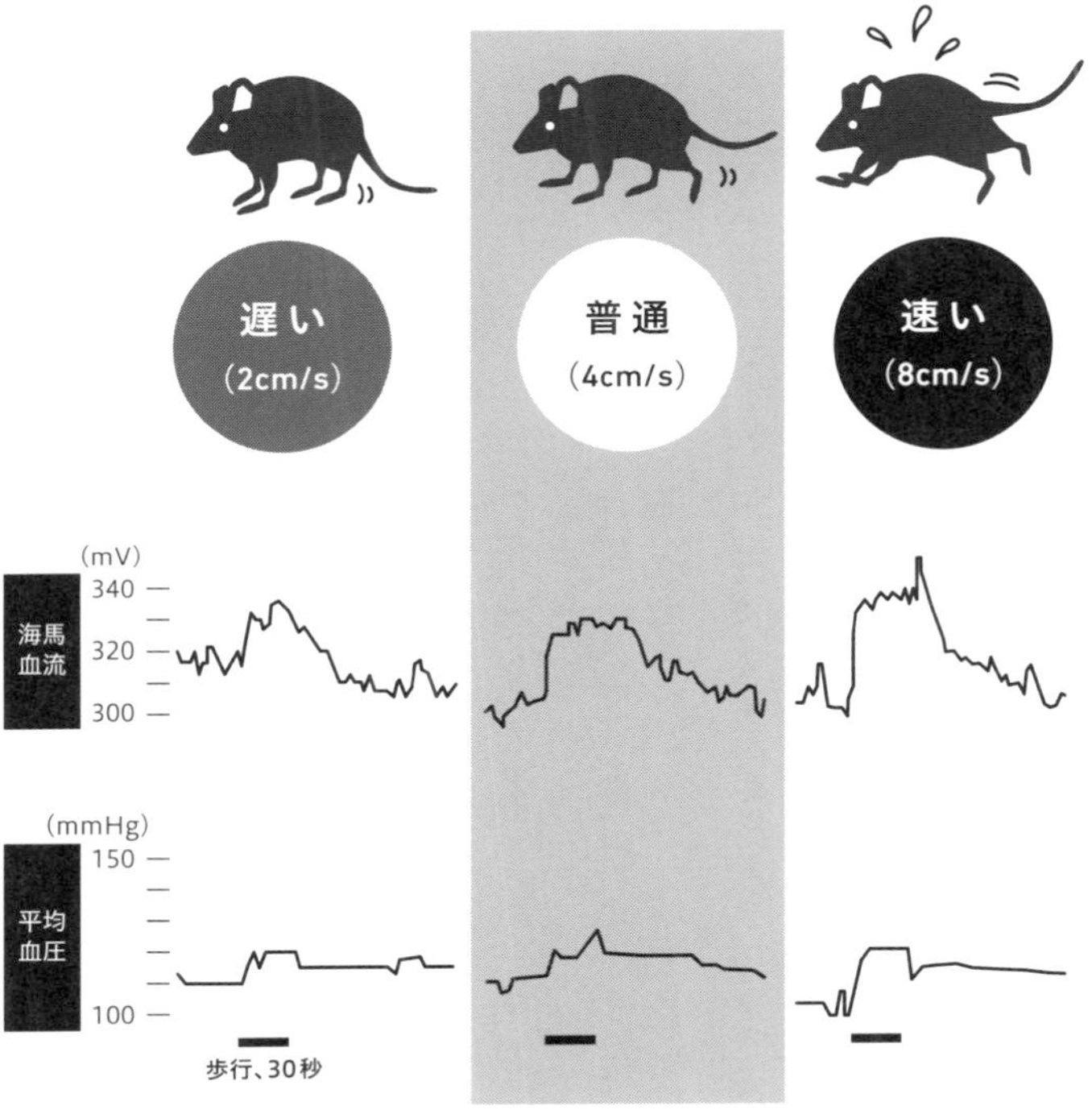

Nakajima K, et al. Auton Neurosci 2003 ; 103 : 83.

図 9.　普通の速さの歩行で海馬血流が増加する

のない歩行をすると、海馬のアセチルコリン量が増え、血流も良くなるのです。しかも、若いラットだけではなく、老齢のラットでも同じ結果が見られたそうです。

この結果から、**無理せずゆっくり歩くことは、年齢に関係なく脳内のアセチルコリン量を増やし、血流を増加させる**ことがわかります。歩行は、脳が正常に働くために大切な血流を改善することから、「よく歩く人ほど、認知症になりにくい」のです。

もう一つ、興味深い実験が行われています。それは、歩行という運動ができない場合に、皮膚や筋肉、関節に刺激を与えることで、歩行と同様の効果が得られるかどうかを調べたものです。ラットに麻酔をかけたうえで、皮膚に刺激を与えたところ、大脳皮質でアセチルコリンが放出され、血流が増加することがわかりました。特に、**手や足への刺激が効果的で、皮膚をゆっくりとブラシでさするような軽い刺激でも、15分続けると血流が大きく増加した**そうです。[65] より複雑な大脳皮質を持つネコでも、脚の関節を曲げたり伸ばしたり、脚の皮膚をさすったりすることで、同じように大脳皮質の血流が増える結果が得られたのです。

先ほども述べましたが、アルツハイマー型認知症の人の脳内では、アセチルコリンが減少することがわかっています。私が開発を手掛けた「アリセプト」という抗認知症薬は、アセチルコリンを分解する酵素の働きを抑えて、脳内のアセチルコリン量を増やす働きをします。ただし、年相応の物忘れがある程度の状態では、まだ脳内にアセチルコリン神経が多く残っており、歩行や身体への刺激によって、アセチルコリンを増やせる可能性があります。つまり、**日常的な歩行などの運動や身体への刺激によって、認知症の予防につながることが期待できる**のです。

効果的なウォーキングのポイントとは

ウォーキングで重要なのは、歩くときの姿勢を意識することです。ただ、なんとなく歩いているだけでは、せっかくの運動の効果が得られない場合があります。まずは、背筋を伸ばして胸を張ることを意識しましょう。腹筋にも力を入れると、より効果的です。歩く際には、普段よりも少し大股を意識して、膝をのばすとともに、腕も大きく振って歩きましょう。こうした無理のない範囲でできる、１日30分程度の有酸素運動を、週に３～５回は行うようにしましょう。まずは、２日に１回でもＯＫです。継続して行うことが重要です。

とはいえ、運動のための時間をわざわざ取るのが難しい場合は、普段の生活をエクササイズに変えてしまいましょう。これもよく言われることですが、エスカレーターやエレベーターではなく、階段を積極的に使うように心がけてはどうでしょうか。私はお医者様と会う機会も多いのですが、彼らは院内ではエレベーターなどを使用せず「無料のジム」といって、階段を使用しているとのことでした。

また、いつも車で出かけていた近くのお店へ歩いて行くようにするだけでも、適度なウォーキングになります。掃除やゴミ出しなどの家事も、運動だと思って積極的に行えば、家の中もきれいに保てて一石二鳥です。

こうして、日中、積極的に体を動かすことは、質のいい睡眠にもつながります。最近の研究では、睡眠の量や質は、認知症と深く関わっていることが、明らかになりつつあります。アルツハイマー病の原因物質とされるタンパク質の一種「アミロイドβ」のような、脳のなかで悪さをする物質を除去して、脳の働きを保つ役割を担っているのが、睡眠だといわれています。

なかでも、毎日30分程度の昼寝をすると、認知症を予防できるという研究報告があります。[66] 30分程度の昼寝は、いわゆるノンレム睡眠にあたり、記憶を固定するのに有効であるとわかっています。昼寝には、ストレスを解消して、リラックスできる効果もあります。ただし、1時間以上の昼寝は、逆に認知症のリスクを高めてしまうという研究もありますので、30分以内を目安にするようにしましょう。

予防習慣 3 血圧の管理と、ベストな体重の維持

生活習慣病のなかでも、高血圧を予防することは、認知症の面から見ても大切です。予防の第一歩として、血圧のセルフチェックを行いましょう。毎日、朝食の前や就寝前など、決まった時間、同じ環境で測定するのがポイントです。運動や入浴、飲酒の直後は血圧が高くなりがちで、正しい値が得られないため、避けるようにしましょう。高血圧と診断されている方は、適切な治療を受け、血圧をコントロールすることが、認知症を予防する点からも重要です。

さらに最近重視されているのが、体重管理です。糖尿病や心血管疾患につながりやすいとされる、いわゆるメタボリックシンドロームにならないようにするのが目的です。先ほども紹介した、「BMI」という肥満度を見る数値を参考に、適正体重かどうかをチェックしましょう（計算式は113ページ）。理想のBMIは、男性で18・5～20、女性で21～23といわれています。

「どうやったら理想のBMI値まで痩せられるのですか？」と、よく質問されるのですが、これは私にとっては専門外で、ダイエット法まで教えるとなると、それだけでさらに1冊本を書かねばなりません。ちまたには、ダイエット関連の情報があふれています。ご自分に合った方法を見つけることから始めましょう。

予防習慣4 熱中できる趣味を持ち、脳も体も休ませない！

認知症を予防するために、重要な生活習慣について紹介してきましたが、皆さん、「適正な体重を維持し、脂肪のとりすぎには注意し、1日3食規則正しく食べ、運動習慣をつけ、睡眠をよくとり…」と、健康診断の際にもらうパンフレットに書かれているようなことばかり言っても、ちょっとイヤになってしまうと思いますので、私が最も重要だと考えるポイントをお伝えしましょう。

認知症を防ぐ生活習慣の重要なポイントは**「剣道」と「俳句」**です。

「それは、あなたの趣味じゃないですか。また、冗談ばかり言って…」と思われたかもしれません。けれども、これも、あながち冗談ではないのです。まず、剣道ですが、これは**認知症の要因の一つ「ストレス」を解消するのに非常にいい**のです。

私は剣道60年、俳句は50年続けています。剣道は、いわば竹刀を使った殴り合いですから、非日常です。竹刀で人の頭を殴るのです。人の頭を殴ってお礼を言われることって、普段ないですよね。

私は、エーザイに入社してから剣道部を立ち上げ、特に若いころは、稽古に明け暮れていました。研究がなかなかうまくいかないときも、稽古に打ち込めば、ストレスがすっと軽くなったものです。その後、みんなで飲みにいくのも楽しみの一つでした。稽古が1時間、飲み会が4時間でしたが…。

私はその1時間の稽古で、ストレスが消えてしまいます。今も、週に2回、稽古に励んでいます。

もちろん、剣道でなくても大丈夫です。あなたがストレス解消できると思う、身体を動かすことを、自分の生活に取り入れるのが重要です。何かに夢中になって身体を動かすと、自ずとストレスは消えるものです。

また、ストレスは認知症だけでなく、成人病の一番の原因になっています。では、なぜストレスがたまるのでしょうか。それは、「比較」するからです。

こんな話があります。アメリカ人のジョージ・クラベルさんとロシア人のジコトザン・ノボリビッチさんの話です。ジョージはいつもイライラしていて不機嫌です。しかし、ジコトザンさんはいつもニコニコしていて楽しい表情をしています。

その理由はこうです。いつも他人と自分を比較しているジョージさんは理想と現実の間との葛藤でイライラしていますが、ジコトザンさんは他人と比べることをしないので、悠々と楽しい日々を過ごしています。

さてあなたはどうですか？

また、俳句ですが、定期的に私が住んでいる京都などに仲間が集まり、さまざまな観光地へ出かけ、句を詠み、お互いに評価しあう「吟行《ぎんこう》」という会を開いています。俳句は頭を使いますし、いろいろな人と交流もできるので、とてもおすすめです。ちなみに、私の俳号は、薬の王子と書いて、「薬王子（やくおうじ）」といいます。

俳句について、以前こんな研究成果を聞いたことがあります。俳句をやっている方と脳トレのゲームをやっている方の頭に電極をつけて脳血流を測りました。

結果は、俳句をやっている方の脳血流が明らかに多く流れていたのです。脳血流が増えることは、脳のゴミであるアミロイドβを洗い流してくれます。また、酸素や栄養分も多くなります。つまり、俳句を詠むことで、脳の血流が増え、認知症予防にも役立つことがわかったのです。

要は、私の趣味である「剣道」「俳句」はストレス解消や、脳の血流を良くするのに効果があり、ひいてはそれが認知症予防につながっていたのです。

そのため、私と同じことをしなくても、受け身ではなく、**主体性を持って毎日をビビッドにイキイキと生きることが大切です。そうすれば、自然と身体をよく動かしま**

すし、家に閉じこもることもなく社交的になります。

趣味を通じて、幅広いネットワークも自然と生まれるでしょう。そうした交友関係の広がりが、自信にもつながります。認知症の人は自信をなくし、友人が少なくなる傾向にあります。

常に主体的に生きていれば、脳細胞も「自分たちの主人は、まだまだ活発に生きようとしているから、休んではいられない」と、活発に働きます。「孫ができると、一気に老ける」といわれますが、あれは、「お祖父《じい》さん」「お祖母《ばあ》さん」と呼ばれることで、知らず知らずのうちに「もう自分はお祖父さんなんだ、お祖母さんなんだ」と思い込んでしまうからです。

自分はいつまでも現役なのだと、主体的に生活することで、脳細胞や体の細胞を休ませないことがポイントです。

column

アメリカで話題！

アルツハイマー病の最新治療法「リコード法」

第5章の最後に、アルツハイマー病の最新治療法を紹介しましょう。それは、約30年にわたりアルツハイマー病の研究を手がけてきた認知症の第一人者、米カリフォルニア大学ロサンゼルス校のデール・ブレデセン博士が提唱する「リコード法」という治療法です。[67] リコード(ReCODE)法とは、認知機能の低下(Cognitive Decline)の回復(Reversal)という意味の英語の頭文字をとったもので、今、世界で注目されています。ブレデセン博士らは、軽度認知障害(MCI)の患者やアルツハイマー病の患者にリコード法を試みたところ、9割の患者で症状の改善が見られたそうです。

また、日本でもリコード法によるアルツハイマー病の改善例が報告されています。ブレインケアクリニック名誉医院長の今野《こんの》裕之《ひろゆき》医師が、日本オーソモレキュラー(栄養療法）医学会第1回総会で報告した内容によると、アルツハイマー病を含む認知症患者22人（平均年齢66・2歳）にリコード法を実施したところ、認知機能検査の一つであるMMSEの点数が、8〜9割の患者で改善したそうです。

では、こうした成果が報告されているリコード法とは、どのような治療法なのでしょう。リコード法の画期的な点は、アルツハイマー病の原因物質とされる「アミロイドβ」を脳内から取り除くことではなく、「いかに、ためないようにするか」、そしてアミロイドβをためないための「生活習慣や環境整備」に着目したところです。

本書でも、第1章冒頭「【誤解①】認知症は、年寄りがなる病気」（17ページ参照）などで、アルツハイマー病の原因は、脳内に「アミロイドβ」というたんぱく質がたまることだと紹介してきました。このアミロイドβの蓄積をいかに防ぐか、世界中で新薬の研究や開発が続けられていますが、いまだ開発には至っていません。

そこで、ブレデセン博士が着目したのは、「アミロイドβは、なぜ脳内にたまるのか」です。研究の結果、アミロイドβは、脳が「炎症」や「栄養不足」などのダメージを受けた際に、その防御反応として発生することがわかってきました。つまり、アミロイドβをためないためには、脳にダメージを与える脅威自体を取り除くことが重要だと、ブレデセン博士は考えたのです。

ブレデセン博士によると、脳にアミロイドβがたまる要因は「36」あり、それらを「炎症」「栄養不足」「毒素」という3つの脅威に分けました。

●「炎症」……食事や感染、虫歯など、さまざまな原因で起こる炎症
●「栄養不足」…ホルモンやビタミンなど、脳の栄養不足
●「毒素」……カビや重金属などに含まれる毒素が原因となる

これらの脳にダメージを与える36個の脅威は、患者によって各要因の大小や組み合わせなど違ってきます。そこで、リコード法では36個の要因について、血液検査や遺伝子検査、体組成検査、MRI検査などにより詳しく調べ、それぞれの患者の状態に合った食事や運動、睡眠の指導から、脳の栄養を補うサプリメントの処方、解毒治療までを、きめ細やかに行うことで、アルツハイマー病の症状改善を図っていくというものです。

このように、脳にダメージを与える36個の脅威について、患者ごとに検査などで詳細に調べ、生活習慣の改善や環境整備を一つずつ行っていくリコード法は、アルツハイマー病の治療だけではなく「予防」の観点からも、今後ますます注目されていくでしょう。

現在、日本の病院でリコード法に基づく検査や治療が受けられるのは限られており、また保険適用されていないため、費用がかかります。

第6章

認知症と闘うための10カ条

第6章では、「認知症と闘うための10ヵ条」と題して、認知症を予防するためにもっとも重要なポイントをまとめました。本書を読んで「今日から生活を見直してみよう」と思ったとき、もし何から始めればいいか迷ったら、この10ヵ条をもう一度確認してみてください。

第1条 週3回以上の〝有酸素運動〟

私は今年78歳になりますが、アルツハイマー病の根本治療薬の開発を目指し、国内外を忙しく飛び回っています。こうした活動すべてのベースとなるのが、健康な足腰です。筋力や体力がしっかりと維持されているからこそ、気力も充実し、毎日をイキイキと過ごすことができます。

〝健康寿命〟は、介護などを必要とせず、自立した生活が送れる期間を表す言葉ですが、２０１６年のデータによると、健康寿命は男性が「72・14歳」、女性が「74・79歳」。一方で、同じ２０１６年の平均寿命は、男性が「80・98歳」、女性が「87・14歳」。その差は、男性が「約９歳」、女性が「約12歳」となっています。つまり、男性は約９年、女性は約12年もの間、介護を必要とする生活が続くということです。

この介護を必要とする期間をなるべく短くし、健康寿命を伸ばそうと、日本老年医学会によって２０１４年から〝フレイル〟という言葉が使われるようになりました。

最近、体重が減ってきた、疲れやすくなった、趣味などの集まりにあまり出かけなくなった、握力（筋力）が落ちてきた、歩く速度が低下したなどと感じることはないでしょうか。

このように**心身の働きが弱くなった状態のことを〝フレイル〟**と呼びます。ちょうど、健康的な状態と要介護状態の中間にあたります。体力が低下して、外出したり、友人や知人と接したりする機会が減ると、結果として認知機能の低下につながり、認知症のリスクも高まってしまいます。

しかし、このフレイルで重要なのは、身体や心の働きが弱ってきても、適切な予防や対策をすれば、またもとの健康な状態に戻ることができるという考え方です。

フレイルへの対策は、筋力低下などの「身体的な面」、認知機能低下などの「精神的な面」、そして外出の機会が減ることによる閉じこもりや孤立などの「社会的な面」と、3つの面から総合的に行うことが大切です。

なかでも、身体的な対策として取り入れたいのが、**有酸素運動**です。有酸素運動の基本は「歩く」ことです。**1日30分程度のウォーキングを、週3回～5回行うようにしましょう。2日に1回でも構いません。**雨の日などには、国立長寿医療研究センターが開発した、運動と認知課題（計算やしりとりなど）を組み合わせたエクササイズ「コグニサイズ」に、挑戦してみるのもいいでしょう。

こうしたウォーキングやエクササイズなどの定期的な有酸素運動によって鍛えられるのは、足腰の筋力だけではありません。有酸素運動によって心肺機能も向上し、疲れにくくなります。日中の活動量が増えることで食欲も高まり、たんぱく質やビタミン、ミネラルなど、脳も含めた身体の健康維持に必要な栄養をしっかりとれるようになります。このほか、夜よく眠れるようになったり、外出の機会が増えることで社会との接点も増加したりと、**運動をきっかけに総合的なフレイル対策につながる〝好循環〟を生み出すことができる**のです。

もちろん、有酸素運動は認知症予防のためにも重要です。有酸素運動によって血流がよくなり、酸素や栄養が全身にくまなく行き渡り、老廃物が除去されます。つまり、動脈硬化をはじめとした生活習慣病の予防に役立つのです。また、足腰の筋力を維持することは、転倒や骨折によって寝たきりになることも防ぎます。寝たきりや閉じこもりは、認知症の発症リスクを高める要因でもあるので、結果的に認知症の予防にもつながるのです。

ウォーキングを楽しみながら続けるためには、歩数計や腕時計タイプの活動量計などが最近では比較的安価で入手できたり、スマートフォンのアプリに入っていたりしますので、それらを身に着け、歩数や歩いた距離などを数字で把握するのがおすすめです。運動の成果が目に見えることで、継続するためのやる気につながるはずです。

第2条

熱中できる趣味を持つ

「熱中できる趣味を持つ」というと、「認知症予防にはどんな趣味がいいのだろう？」「やっぱり頭を使う趣味がいいのかな？」などと思われるかもしれません。

しかし、**第2条でもっともお伝えしたいのは、どんな趣味を持つかではなく、「熱中できる何かを持つ」ことの重要性**です。

もちろん、読書や映画鑑賞など、頭や感性を刺激する趣味であれば、認知機能を活性化することが期待できます。運動や外出を伴う趣味であれば、身体の血流や代謝が良くなり、筋肉や体力の維持にもつながります。さらに、人との関わりが持てるのも趣味のいいところです。さまざまな人との出会いやコミュニケーションは、脳にも多くの刺激を与えてくれるでしょう。

ただし、こうした趣味によるさまざまな恩恵も、あなた自身が楽しんでやるからこそ得られます。いくら認知症予防のためとはいえ、興味が湧かない活動に無理やり参加しても意味がありません。**大切なのは「熱中できるかどうか」「ワクワクできるかどうか」です**。

運動でも、頭を使う活動でも、何かに夢中になってイキイキとした時間を過ごしていれば、脳も含めて身体の細胞もイキイキと活性化します。血流も良くなって、脳や身体に不要なものがたまるのを防いでくれるでしょう。

実際に、こうした「生きがい」のある人は、ない人に比べて、７年後の生存率が約10パーセントも高くなるという、宮城県大崎保健所管内での研究報告もあります[68]。アメリカ・シカゴの認知症・要介護状態ではない高齢者を、平均４・５年間追跡調査した結果では、「人生の目的を強く感じている」人は、「あまり感じていない」人に比べて、要介護の発生率が約40％低下することもわかっています[69]。

このように、「夢中になれる趣味」、言い換えれば「生きがい」を持って日々を過ごすことは、健康寿命を伸ばす意味でも重要なのです。

「夢中になれる趣味」「生きがい」というと、とても大袈裟《おおげさ》に聞こえますが、身近なことで構いません。たとえば、プランターや小さな花壇の手入れだったり、買い物ついでの散歩だったり、友人とお茶を飲みながらのおしゃべりだったり、日々やるべきことがあるのは、生活に張り合いを生み出し、イキイキと前向きに生きることにつながります。

趣味といえば、映画や美術鑑賞、旅行、体操、ヨガ、将棋、絵画、生け花、脳トレーニングなどの余暇活動を思い浮かべがちですが、熱中できるものであれば、長年続けてきた「仕事」でもいいでしょう。新たに始めた「副業」でも構いません。定年退職されている方は、「地域のボランティア活動」や「家の仕事」(家事や日曜大工など)などもいいと思います。やるべきことがあって、誰かの役に立つというのは、まさに大きな生きがいとなります。

料理や掃除などの家事が、果たして楽しみや生きがいにつながるだろうかと思われるかもしれません。家事をはじめ、単調な繰り返しになりがちなことを楽しむコツは、意識的にほんの少しずつ変化や工夫を取り入れてみることです。

料理であれば調味料や使う道具を変えてみたり、散歩であればあえていつもと違う道を通ってみるなどです。変化や工夫を加えたことにより新たな発見や成果につながると、些細《ささい》なことでもとても嬉しいものです。たとえ上手《うま》くいかなくても、「どうしてだろう?」と試行錯誤すること自体が、脳の活性化につながります。

もし、何か新たな趣味を始めてみたいと思っているのであれば、「仕事や子育てがひと段落したらぜひやってみたい」と思っていたことに挑戦するのもいいでしょう。もしくは、若いころにやっていた趣味に再チャレンジするのもおすすめです。

趣味と認知症に関する研究データでは、アメリカのミネソタ州にあるメイヨー・クリニックによると、**アート製作や鑑賞、観劇、映画鑑賞、旅行、インターネットショッピングなど、知的好奇心を満たす創造的な趣味を持つことで、認知症の発症リスクが低下する**ことが明らかになっています[70]。

アートや映画鑑賞などを通じて〝感動〟することは、まさにイキイキと過ごすことにつながり、脳の活性化にいい効果を及ぼしているのだと思われます。ちなみに、私のおすすめの趣味は、第5章でも紹介した「剣道」と「俳句」です(笑)。

第3条

血流を正常に保つ

私たちの脳の重さは、成人男性で1350～1500g、女性で1200～1250gほどです。**全体重のわずか2％程度を占めるに過ぎない脳ですが、身体を流れる全血液量の約15％が脳に運ばれ、全身の酸素量の約20％を消費しています。**

この数字を見るだけでも、脳にとって「血流」がいかに大切か、理解いただけるでしょう。もし、脳への血流が止まってしまったら酸素や栄養が行き届かなくなり、脳の神経細胞は死んでしまいます。この脳への血流がストップするのが「脳梗塞」であり、それにより神経細胞が死滅して引き起こされるのが「脳血管性認知症」です。このような脳梗塞の前段階として、「動脈硬化」があります。動脈硬化によって脳への血流が不足するだけでも、脳のパフォーマンスは低下してしまいます。

「血流が大切」と言われても、どうやって把握して管理すればいいのだろう？　と思われるでしょう。その**血流の良し悪しを知ることができる一つの数値が、「血圧」です。**なかでも注意したいのが、血圧が高い場合です。

「高血圧」の状態では、血管に高い圧力がかかり続けることで柔軟性がなくなり、動脈硬化が起こる可能性があります。動脈硬化が進むと、血の塊(血栓)ができて動脈をふさぐ脳梗塞や心筋梗塞を引き起こす危険性もあるのです。

高血圧にくわえて、もう一つ、血流を悪化させる大きな要因となるのが「高血糖」です。第5章でも述べたとおり、糖尿病により血糖値が高い状態が続くと、血液がドロドロになり、血管を傷つけたり、詰まらせたりと、さまざまな悪影響を与えます。糖尿病は適切な治療をせずに放置すると、長い時間をかけて全身の血管をボロボロにしてしまう、怖い病気だといえるのです。

高血糖によって動脈硬化が進むと、血流の悪化により脳の神経細胞にもダメージを与えます。さらに、インスリンというホルモンの効きが悪くなり、血液中の糖を細胞が取り込めなくなります。このときの代謝ストレスが、アルツハイマー病の原因物質であるアミロイドβが除去される速度を低下させ、脳内への蓄積を促進していることが、東京大学の研究チームによって明らかになっています。[71)]

では、血流を正常な状態に保ち、認知症を予防するためには、どんな点に気をつければいいのでしょう。やはり一番重要なのは、この本の大きなテーマの一つでもある**「生活習慣病を予防する」**ことです。認知症は、高血圧や糖尿病、高脂血症、肥満、動脈硬化、脳卒中、心疾患などの生活習慣病との関連性が深く、その延長線上にあるといってもいいでしょう。

予防のためには、適度な運動やバランスよい食事が重要なのは言うまでもありません。そのうえで、血流を正常に保つために自らできることは、**「血圧や血糖値を把握し、健康管理に努めること」です**。第5章でも述べたように、血圧は毎日決まった時間帯に、なるべく同じ環境で測るようにしましょう。できれば、血糖値を知るための血液検査も、定期的に受けるようにしたいものです。

もちろん、健康診断や人間ドックを定期的に受けることも重要です。異常が見つかった場合は、自覚症状がないからといって放置しないで、医療機関を受診し、適切な検査を受けるようにしましょう。高血圧や糖尿病などと診断された場合は、放置すると動脈硬化によって脳卒中や心疾患を引き起こす危険性があるだけでなく、脳の健康にも悪影響をもたらす可能性もあります。ですから、しっかりと治療を受け、血圧や血糖値をコントロールしていくことが大切です。

もう一つ、自らの健康状態を把握し、血流を正常に保つために有効なのが、適性体重を維持することです。お腹まわりに内臓脂肪がたまり、血圧や血糖値、中性脂肪が高い（HDLコレステロールが低い）状態が重なる、いわゆるメタボリックシンドロームは、動脈硬化が進行しやすく、脳卒中や心疾患、糖尿病などの生活習慣病はもちろん、認知症も引き起こしやすくなるといえます。ですから、できれば毎日体重を計測し、適性に保つように運動や食事に気をつけましょう。

高齢の方では、体重の〝減少〟にも注意が必要です。急激に体重が減る場合には、何か病気が潜んでいる可能性もあります。徐々に瘦せていく場合は、筋肉量が落ち、外出する意欲も低下する「フレイル」に陥っていることも考えられますので、かかりつけ医などに相談してみましょう。

第4条

社交性を保つ

認知症を予防するために、「運動」や「食事」と並んで重要なのが、「常に社交性を保つ」ことです。勤め人の方の場合、定年退職をきっかけに人間関係の幅が狭まり、気づけば家に閉じこもりがちになってしまった、というのはよくあることです。一番良くないのは、一日中テレビの前に座って眺めていること。なぜなら、テレビの視聴は受け身になりがちで、脳がイキイキと活発に働くことがあまりないからです。また、テレビは座ったまま楽しめるので、どうしても運動不足になりがちです。もちろん外出をしないため、他人と会うこともありません。

アルツハイマー型認知症の発症には、人との接触頻度も大きく関わっていることが、研究データから明らかになっています。「一人暮らしで子どもと週1回未満しか会わない」、また「友人や親族と週1回未満しか会わない」人は、「夫婦同居で子どもと週1回以上会う」、「友人または親族と週1回以上会う」人に比べて、アルツハイマー型認知症の発症リスクが「8倍」も高いことがわかっています[72)]。こうしたデータからも、常に社交性を保ち、地域の人や趣味の仲間などとコミュニケーションを取ることが、認知症予防のためにも大切だということがわかるでしょう。

社会的な活動の一つとして、地域のボランティアや自治会、町内会の活動、お祭りなどの催しものや行事に参加してみるのもいいでしょう。人に喜んでもらえたり、地域に貢献できたりと、誰かの役に立つような活動は、よりモチベーションが高まり、継続して参加することにつながります。

人とのつながりをつくり、活動を長く続けていくためには、参加していて楽しいと感じることも、もちろん重要です。そういう意味では、先ほども述べた趣味の活動やスポーツ、健康づくりのサークルなどに足を運んでみるのもいいでしょう。自治体が開催している講座や教室などもありますので、どのように申し込んだらいいかなど、自治体に確認して情報を集めてみるといいでしょう。

仕事を通じて、人や地域の役に立つことも、大きな生きがいにつながります。それぞれの自治体に設けられているシルバー人材センターに登録し、仕事を通じた社会活動への参加を図るのもいいでしょう。

定年退職をまだ迎えていない人は、今のうちから職場や家庭以外のコミュニティである、いわゆる「サード・プレイス」(第3の居場所)を持っておくといいでしょう。趣味などを通じた新たな人との出会いは視野を広げてくれ、多くの刺激を与えてくれます。定年後、何もやることがなく家に閉じこもってしまうことも防げるでしょう。

また、退職する前から、地域の活動に参加して、近所に何か困ったときに助け合える知り合いを増やしておくことも重要です。内閣府の「平成23年度版 高齢社会白書」によると、全国の60歳以上の男女に行った意識調査で「生きがいの有無」を見ると、全体では生きがいを感じていない人の割合は12・9%ですが、「一人暮らしの男性」では、34・9%と高くなっています。また、会話の頻度別では、「毎日会話をしている人」では、生きがいを感じていない人の割合は11・7%ですが、「会話が2日〜3日に1回以下の人」では、26・8%となっています。

近所付き合いの程度別にみると、「親しく付き合っている人」で７・５％、「挨拶をする程度の人」で16・０％、「付き合いがほとんどない人」で、39・０％が、生きがいを感じていないと回答しています。さらに、困った時に頼れる人の有無別では、「困ったときに頼れる人がいない人」では、過半数以上となる55・４％の人が、生きがいを感じていないと答えているのです。

このように誰とも会話をしない、近所付き合いが希薄、困ったときに頼れる人がいないといった社会から孤立した状態が続くと、生きがいを失ったり、生活に不安を感じたりすることにつながります。日頃から常に社交性を保ち、人との交流の機会を増やすことが、いくつになっても生きがいを持って暮らす秘訣だといえるでしょう。

同じく内閣府の「平成25年度 高齢者の地域社会への参加に関する意識調査」では、健康やスポーツ、趣味、地域行事などの活動に参加している人に、参加して満足度を感じられた理由を尋ねたところ、総数で「新しい友人を得ることができた」が48・８％と最も高く、「生活に充実感ができた」が46・０％、「健康や体力に自信がついた」が44・４％と続いています。ぜひ、社会的な活動への一歩を踏み出してみましょう。

第5条 いつも笑顔でいること。いつも人をほめること

認知症を予防するには、コツが2つあるんです。それは〝コツ〟〝コツ〟と頑張ることです。というのは冗談で(笑)、大切なのは「いつも前向きに笑顔でいること」です。これは、人生のすべてに通じる〝コツ〟だと思っています。

私は33歳のときに、母が認知症になりました。それを機に、脳血管性認知症の治療薬の開発に取り組み、昼夜を惜しんで研究に打ち込みました。それから8年、ようやく臨床試験まで漕《こ》ぎ着けたのですが、肝臓で副作用が発見されたのです。8年の期間に、かかった研究費はなんと8億円！　しかし、成果を上げられず、研究は打ち切りになってしまいました。その際、私の名前にかけて、「八郎が八年で八億円」と陰口を言われているのが聞こえてきました。けれど、私はもう開き直って、「八郎が八年で八

億円！」と自虐的に語るようにしていたんです。すると偶然、他のチームから開発のヒントとなるような化合物の話を聞くことができ、脳血管性認知症からアルツハイマー型認知症に研究内容を切り替えて、研究を再開することができたのです。

それから3年、これまでの〝2万倍以上〟の成分を含む〝最強の化合物〟ができ上がりました。ところが、またもや動物実験の段階で、その化合物は脳にたどり着く前に、ほとんどが肝臓で分解されてしまうことが判明し、研究は打ち止めに。そんなどん底の状態でも、研究所へ視察にきた幹部から「（研究は）どうだね？」と尋ねられた際には、「もう便所の火事ですよ」「ヤケクソです！」と、冗談を交えて応えていました。まさに、ヤケクソだったのですが、その後、上司に直談判をする機会をもらえ、なんとか1年という期限つきで研究を再開できたのです。

その1年という期間、部下も含めて全員で昼夜を問わず研究を続け、薬効がありながら脳まで到達する、アルツハイマー型認知症治療薬「アリセプト」を生み出すことができました。「笑う門には福来たる」と言いますが、どんな状況でも前向きに笑顔でいると、思わぬ幸運や問題解決の糸口に巡り合えるものです。

〝笑い〟と認知機能についても、さまざまな研究が行われており、関連性が指摘されています。大阪府で65歳以上の高齢者985人を対象に、「笑いの頻度」と「物忘れなどの認知機能に関する症状」について関連性を検討する調査が行われました。[73)]

それによると、全体のうち「認知機能低下症状あり」に当てはまった人は26％で、年齢とともに頻度は高くなりました。次に笑いの頻度を検討したところ、**笑う機会が「ほとんどない」人は、「ほぼ毎日」笑う人に比べて、認知機能低下症状ありの発生頻度が、男性では2・11倍、女性では2・60倍高くなった**のです。

さらに1年後、認知機能低下が見られなかった738人について、もう一度同じ調査を行ったところ、笑う機会が「ほとんどない」人は、「ほぼ毎日」笑う人にくらべて、認知機能低下症状が発生するリスクが3・61倍となり、笑う頻度が少ない人ほど、1年後に認知機能が低下するリスクが上昇している結果となったそうです。

この調査では、笑いの頻度と認知機能の低下について検討したものですが、笑う頻度が多いことは、社会的なネットワークが密であることを反映しているといえます。逆の視点で見れば、笑う頻度が多い、つまりよく笑う人ほど、社会的なネットワークを幅広く築きやすいともいえるでしょう。

私が冗談やジョークをよく口にするのは、それだけで場が和み、相手との距離が縮まるからです。「いつも笑顔でいること」は、人とのコミュニケーションを自然と増やし、脳を活性化させ若々しく保つことにもつながるのです。

もう一つ、私が心がけているのは「いつも人をほめること」です。アリセプトの開発の際にも、研究員をしっかりと評価し、ほめることを大切にしていました。一人ひとりをちゃんと見て、評価してくれる人のもとには、自然と人が集まってきます。もちろんほめるだけでなく、時には厳しく指導することも重要ですが、私の場合、９割はほめ、なるべくその人のいい部分を引き出すことを大切にしてきました。

このように、「いつも笑顔でいること」と「いつも人をほめること」は、人間関係を円滑に保ち、社会的なネットワークを密にしてくれます。こうしたネットワークは、目には見えないものですが、何か困ったことがあったときに、私たちを孤立から救ってくれます。年齢を重ねても、家に閉じこもりがちになることも予防でき、認知症になりにくい日々を過ごすことができるのです。

第6条 不平、不満、泣き言、悪口、文句を言わない

私は高校のころから60年間、剣道を続けてきました。エーザイに入社してからも剣道部をつくり、定時になると会社の屋上にあがって稽古に明け暮れていました。私は現在「七段」ですが、いまも八段を目指し、週2回稽古に励んでいます。

剣道を通じて、人生の教訓も多く学びました。なかでも、精神と肉体は一体のものであると、常々意識しています。竹刀を握り、相手と対峙しているとき、心に迷いや雑念があると、それが明らかに剣先に現れるのです。

私たちの健康も同じで、精神と肉体は分けては考えられないと思います。木々も根っこが腐っていたら、幹や枝葉が元気に育たないのと同じように、**身体の健康を維持するためには、目に見えない〝心の健康〟を保つことが大切です。**

何か辛《つら》いことや思うようにいかないことが起こったとき、どうしても私たちは、不平や不満、文句などを言いたくなります。もちろん、誰か親しい人に話を聞いてもらい、ストレスを発散することも必要でしょう。

しかし、常にイライラしていたり、文句や悪口ばかりを言っていたりする人の周りからは、だんだんと人が離れていってしまいます。周囲との関係性が希薄となり、社会的に孤立してしまうことにもなりかねません。ここまで見てきたように、社会的孤立や閉じこもりは、認知症を引き起こす要因の一つだといえます。

こうした心理的な面と認知症の発症リスクとの関連性について調べた研究を紹介しましょう。心理学でよく利用される性格評価法「ビッグファイブ」（主要5因子）と、健康との関連性については、さまざまな研究が行われており、認知症のリスクとなる性格についても研究が進められています。性格に関するビッグファイブ（主要5因子）とは、次のとおりです。

●**神経症傾向**　不安になりやすい、敵意を抱きやすい、抑うつ的、自意識が強い、衝動的である、傷つきやすい

●外交性　親しみやすい、人付き合いが好き、支配的である、活動的、刺激を求める、陽気で楽観的

●開放性　空想好き、美を愛する、感情豊か、新奇なものを好む、知的好奇心が強い、異なる価値観を受容する

●調和性　他人を信用する、実直である、利他的、協調的、謙虚、優しい

●誠実性　有能感を持つ、几帳面、人の期待や約束を裏切らない、目標達成のために頑張る、仕事を完遂する、慎重で注意深い

このような性格の5因子のなかで、**「神経症傾向」が強い人は、そうでない人に比べて認知症になるリスクが高い**ことが、複数の研究から指摘されています。一方、**「開放性」「誠実性」が高い人は、認知症の発症リスクが低い**ことがわかっています。[74)]

神経症傾向が強い場合、それが脳の神経細胞にどんな影響を与えるのかはまだ不明ですが、敵意を抱きやすい、自意識が強いという傾向は、周囲とのコミュニケーションの妨げになりやすく、結果的に社会的な孤立につながるのではないかと推測されま

す。また、抑うつ傾向によって、ストレスの影響を受けやすい点も、認知症のリスクを高めるのではないかと考えられます。

年齢を重ねていくと、だんだんと体力や気力が落ち、できないことが増えていきます。また、大切な人との別れも経験していくことでしょう。泣き言や不満の一つも、口にしたくなるのももちろんわかります。

けれど、このように**辛いことや思うようにいかないことが起こり、気分が落ち込んでしまったときこそ、「できないこと」を数えるのではなく、「できること」をカウントするのが、生き方のコツだと私は思っています。**

もう歳だからこんなことはできない、あんなことはできないと、私たちは自ら可能性の芽を摘んでしまいがちです。けれど、人生１００年時代と言われるようになり、医療や科学技術の進歩もあり、年齢を重ねても挑戦できることや、可能性は広がっています。ぜひ、できないことを数えるのではなく、「できること」「やってみたいこと」を数えるようにスイッチを切り替えましょう。そうした希望が支えとなり、心身ともに若々しく保ってくれるはずです。

第7条
認知症予防にいい食べ物を多くとる

〝脳〟といえども特別な存在ではなく、身体の臓器の一つですから、しっかりと働くためには十分な栄養が欠かせません。

脳のエネルギー源となる「ブドウ糖」（炭水化物）をはじめ、神経細胞などの材料となる「脂質」や、脳内で神経伝達物質の合成や放出・制御、エネルギー生成などに関わる「たんぱく質」「ビタミン」「ミネラル」など、他の体内の器官と同じように、脳もすべての栄養素を必要としています。

ある特定の栄養素が不足することで、脳は持てる力を十分に発揮できなくなってしまうことがあります。ですから、認知症を予防するためには、何よりもバランスのよい食事を心がけることが重要です。

そのうえで、認知症予防にいい食品をなるべく摂取するようにしましょう。あらためてわかりやすく整理すると、大きく**「7つのポイント」**があります。

1つ目は、脳内にたまることで悪さをする**「アミロイドβ」や「タウたんぱく質」を除去したり、たまるのを抑えたりする食べ物を積極的にとる**ことです。アミロイドβやタウたんぱく質は、最後のまとめとしてもう一度書きたいと思いますが、アルツハイマー型認知症を発症する20年ほど前から、脳内にたまりはじめる異常なたんぱく質です。通常は脳内のゴミとしてすぐに排出されるのですが、加齢とともに脳内にたまり、周囲の脳細胞を死滅させると考えられています。

アミロイドβやタウたんぱく質を取り除く働きが期待できるのが、**カレーのウコン（ターメリック）に含まれる「クルクミン」や、シークヮーサーに豊富な「ノビレチン」、玄米や全粒粉に多い「フェルラ酸」**などになります。

2つ目のポイントは、**脳の働きを高めることが期待される食べ物**です。具体的には、脳内において神経伝達物質の放出を活発にしたり、脳の神経細胞の突起を伸ばす働きをしたりする食品です。**緑茶に含まれる「テアニン」や、コーヒーの「カフェイン」**、

シークワーサーに多い「ノビレチン」などに、このような脳の神経伝達の仕組みを活性化する働きが期待されています。

3つ目のポイントは、**脳の神経細胞の材料になる食べ物や、脳のエネルギー生成に関わる成分を多くとる**ことです。たとえば、**青魚に豊富な「DHA」や、レバーや緑黄色野菜、豆類に多く含まれる「葉酸」など**です。

このように脳内にたまったゴミを取り除いたり、脳の神経細胞の材料になったりする食べ物に加えて、もう一つ欠かせないのが、「生活習慣病予防」につながる食品です。「血流」の重要性についてはすでに述べましたが、動脈硬化や糖尿病などを予防し、血流を正常な状態に保つことは、結果的に脳血管性認知症を防ぐことにもつながります。

そこで、4つ目の認知症を予防する食べ物のポイントは、**「抗酸化作用」**です。酸素は、生物が生きていくうえで欠かせないものですが、体内で活性酸素が過剰にできると、金属が錆びるように細胞や遺伝子が傷つけられ、老化や動脈硬化などの生活習慣病の原因となります。抗酸化とは、酸化ダメージによって細胞や遺伝子が傷つくのを防ぐ働きで、アンチエイジングにも役立ちます。そうした抗酸化作用のある成分は、**主**

にポリフェノールやビタミン類です。緑黄色野菜や淡色野菜、フルーツ、豆類、赤ワイン、緑茶、コーヒーなどに豊富に含まれています。

５つ目は、**動脈硬化の予防につながる、いわゆる「血液サラサラ効果」です。青魚に多く含まれる「ＥＰＡ」や、オリーブオイル、ナッツ類に豊富な「オレイン酸」**は、中性脂肪やコレステロールを低下させ、血栓をできにくくする働きがあるといわれています。**赤ワインに豊富な「アントシアニン」や、玉ねぎに多い「ケルセチン」、蕎麦に含まれる「ルチン」**は、血小板が固まるのを抑える作用があり、同じく動脈硬化の予防に役立ちます。

６つ目のポイントは、ご飯やパン、麺類などの炭水化物や、お菓子、ジュースなどの**糖質を多く含む食品をとりすぎない**ことです。７つ目としては、**高血圧につながる可能性のある「塩分」を控えめにする**ことも重要です。

以上のなかでも、野菜や魚の摂取量は少なくなりがちな人が多いので、意識して食べるように心がけるのがおすすめです。

第8条

食べ物で補えないときはサプリメントを活用する

いまやサプリメントを含む健康食品は、とても身近なものになりました。「ほぼ毎日利用している」と「たまに利用している」人を合わせると、約60％の人が何かしらの健康食品を利用しており、約25％の人は、ほぼ毎日摂取していると答えています（「消費者の『健康食品』の利用に関する実態調査」内閣府消費者委員会 ２０１２年より）。なかでも、50代以上の30％を超える人が、健康食品を毎日利用しています。また、約50％の人が、２種類以上のサプリメントを併用していると回答しており、年齢が上がるほど、複数のサプリメントを利用する人の割合が増える結果となっています。

先ほどあらためて、認知症予防にいい食べ物をまとめましたが、これらの**身体に必要な栄養素は、毎日の食事を通じてしっかりと摂取するのが基本です**。しかし、何かしらの理由があり、**栄養素が不足する場合や摂取が難しいときには、サプリメントを活用するのも一つの方法です。**

たとえば、高齢者では食事の量自体が徐々に減って、いわゆる食が細くなり、認知症予防のためにとりたい栄養素が十分に摂取できないこともあるでしょう。食品にアレルギーがあり食べられないケースや、食べ物によっては継続して入手するのが難しい場合もあります。このようなさまざまな理由で、不足しがちな栄養素を補うのが、そもそものサプリメントの役割だともいえます。

ただし、利用する際には、いくつか気をつけたい点もあります。まず重要なことは、**摂取したい成分が、そのサプリメントにどれくらい含まれているのか、しっかりと含有量を確認することです。**成分名は記載されているものの含有量が非常に少なく、効果が期待できないこともないとはいえません。

サプリメントで補いたい目的の成分だけでなく、そのほかの成分の種類や含有量、原材料名や製造した国、製造したメーカー名や問い合わせ先なども、しっかりと記載されているかチェックするようにしましょう。

次に**確認したいのが、「GMPマーク」です**。GMPとは「Good Manufacturing Practice（適正製造規範）」という意味で、原材料の入庫から製造、出荷にいたるまで、すべての過程において、製品が「安全」につくられ、「一定の品質」が保たれるように定められた規則とシステムのことです。GMPの認定は、厚生労働省のガイドラインに基づいて民間の第三者機関が、申請のあった健康食品製造会社の工場ごとに審査を行っています。

医薬品では、以前から製薬メーカーに義務としてGMP認定が課せられていたのですが、化粧品や食品添加物の分野でも、自主的に認定を取得する取り組みが広がりつつあります。サプリメントを選ぶ際には、このGMP認定を取得しているかどうかも、一つの判断基準になります。

実際にサプリメントを摂取する際に注意したいのは、**「過剰摂取」をしないことです**。サプリメントは、ある特定の成分が濃縮されているので、摂取目安量を守らないと、身体への影響が大きく出てしまうリスクがあります。

もう一つ、気をつけたいのが、**医薬品との相互作用です**。先ほど紹介した内閣府消費者委員会の「消費者の『健康食品』の利用に関する実態調査」によると、健康食品を利用する人のうち34％は、病院からもらった処方薬と健康食品を併用していると答えています。そのうちの約80％の人は、医薬品の処方にあたって、医師などから健康食品の利用状況に関して確認を受けていないと回答しています。

サプリメントなどの健康食品によっては、医薬品の働きを強めたり、逆に弱めたりするものもあります。そのため、この調査結果のように、医師へ健康食品の利用状況を伝えていない場合、医薬品の効き目に影響を及ぼし、健康自体にも悪影響を与えてしまう危険性もあるのです。

ですから、サプリメントを選ぶ際には、かかりつけ医などの専門家に、「このような成分をサプリメントで補うには、どうしたらいいか」など、アドバイスをもらうように相談してみましょう。

また、国立健康・栄養研究所が運営する「『健康食品』の安全性・有効性情報」のホームページでは、健康食品や成分に関する知識や最新の情報を発信しています。健康食品を利用する際には参考にしてみましょう。

第９条

喫煙はＮＧ、お酒は適量、良質な睡眠と口腔《こうくう》内ケアを

「喫煙」は大脳皮質にダメージ

喫煙は、記憶や言語などをつかさどる「大脳皮質」にダメージを与えることがわかっています。カナダのマギル大学の研究チームが高齢者約５００人を対象に、喫煙歴と大脳皮質の厚さの関係について調査したところ、大脳皮質は、「タバコを吸ったことがない人」「以前吸っていたが禁煙した人」「喫煙を続けている人」の順に、薄くなる傾向が見られたそうです。[75] 大脳皮質の減少は、認知能力の低下につながります。喫煙者の認知症発症リスクは、吸わない人に比べて１・５倍～２倍も高いといわれています。[76]

喫煙は、がんや心臓病、脳卒中、糖尿病、高脂血症などのリスクも高めます。

ただし、喫煙をしていた人でも、禁煙をすれば認知症の発症リスクを下げられるといわれていますので[75]、できる範囲で徐々に吸う本数を減らし、なるべく早い禁煙を目指しましょう。

大量の「飲酒」はやめよう

赤ワインには、高い抗酸化作用のある「アントシアニン」や、長寿遺伝子を活性化する「レスベラトロール」が含まれています。ビールやノンアルコールビールの「ホップ」に含まれる苦味成分には、認知機能を改善する効果があるといわれています。このように、適量の飲酒は認知症の予防につながると考えられます。

適量とは、それぞれの人の体質などにもよりますので一概には言えませんが、高齢男性において、「一週間あたりの飲酒量と認知症の危険性」を調査した研究によると、飲酒しない人が認知症になる危険性を1とした場合、ビール1本相当（350ml）を週に1～6本程度飲む人が、認知症の危険性がもっとも低いという結果になったそうです[77]。つまり、少量の飲酒は認知症のリスクを下げる可能性があるのです。

ところが、飲み過ぎると認知症のリスクは高まり、別の調査では過去5年間以上、大量の飲酒を続けた経験がある高齢男性では、そういった経験がない人に比べて、認知症のリスクが4・6倍、うつ病のリスクが3・7倍に高まることがわかっています。[78)]

良質な「睡眠」で、脳内のゴミを除去

睡眠中に脳内では、アルツハイマー病の原因の一つとされるアミロイドβが除去されることが、近年の研究でわかっています。[79)] また、脳細胞の修復や産出も、寝ている間に行われるといわれています。睡眠は、7〜8時間は確保したいところですが、長さだけでなく、質も大切です。深くて良質な睡眠をとるためには、夕方以降のカフェインの摂取をやめたり、寝る直前の1時間はスマートフォンを触らないようにしたりするのがポイントです。翌朝、起床したら2時間以内に太陽の光を浴びることで、体内時計がリセットされ、夜の眠りが深くなりやすいそうです。

口腔内ケアでアルツハイマー病を予防

　歯周病が、アルツハイマー型認知症の原因の一つになることが、動物実験などから示唆されています。アルツハイマー病のモデルマウスの口の中に、歯周病菌を感染させたところ、脳内に沈着するアミロイドβが、歯周病ではないマウスの約１・５倍の重量、面積で約２・５倍となっていたそうです[80)]。

　因果関係などはまだわかっていないものの、歯周病菌や炎症のもととなる物質などが脳内にも流れ、何らかの影響を与えているのではないかと考えられています。

　また、歯周病で歯を失い、噛めなくなることもアルツハイマー病の要因になるといわれています。しっかり噛めることは、毎日の食事から栄養をバランスよく摂取し、筋肉や骨などの健康を維持するためにも重要です。口腔ケアは、前述したフレイル予防の対策の一つにも数えられています。口腔内ケアの基本は、歯磨きです。起床後と食事の後に、歯磨きを念入りに行いましょう。食事の直後は歯が傷つきやすいので、ベストなタイミングは食事の20分後です。できれば、歯間ケアも行いましょう。

第10条 人助けをする

認知症予防のための対策として、「人助けをすること」と言われても、ピンとこない人も多いかもしれません。しかし、これこそ認知症予防の究極の裏技だと私は思っています。

人は他人のために何かをすることができたとき、もっとも幸福を感じるものです。自分が誰かのためになれたことを自覚できたときほど、心が清々《すがすが》しい気持ちになることはありません。そこから大きな自信が生まれます。そして、自分自身を尊敬できるようになるのです。

人は自信がないと閉じこもりがちになり、他人と接する機会も自ずと減っていきます。ところが、自分自身のことを好きでいられたら、自然と社交的になり、人とのコミュニケーションもどんどん増えていくのです。

〝ストレスは万病のもと〟といわれますが、複雑な社会構造や厳しい自然環境、人間関係、体調など、さまざまな要因がからみ合う現代で、ストレスをまったく感じることなく生活するほうが難しいでしょう。ですが、ストレスをなるべくためないようにすることはできます。その秘訣も、「人助けをすること」です。

私たちがストレスを感じるのは、他人と自分を無意識に比べているからです。「あの人は社交的で、毎日楽しそうだな」「なんであの人ばかり上手くいくのだろう？」「あの人が私より評価されるのはおかしい」などと、人と比べてしまう理由は、自分がもっと幸せであるべき、もっと評価されるべきといった考えが心の奥底にあるからです。その考えと現実とのギャップが、大きなストレスになります。

こうした自分中心の考えから、他人中心にスイッチを切り替えると、ストレスは一気に消え去ります。「自分が生きる意味は、周りの人に幸せになってもらうことだ」というように、「自分が助かりたい」から「人を助けたい」という生き方へ視点を180度変えると、今まで人と比べてストレスに感じていたことが、すべて嘘のように消えてなくなるでしょう。

他人のために何かをする喜びを知ると、癖になります。そして、もっともっと人助けをしようと考え、実行していきます。その結果、あなたのもとには〝無形財産〟が増えていきます。この無形財産は、何か困ったことがあったときに、きっとあなたを助けてくれるでしょう。

「情けは人のためならず」と言いますが、まさにそのとおりです。世のため人のためになることをして蒔《ま》かれた種からは、やがて芽が出て、いつか巡り巡って自分のもとに帰ってきます。

「人助けと言われても、そんな大そうなことはできない」と思われるかもしれませんが、自分を犠牲にして誰かを助けるようなことまでする必要はありません。できる範囲の小さなことで、誰かのためになること、世の中のためになることを積み重ねていきましょう。たとえば、私はトイレ掃除を1日3回行っています。募金などを見かけたら、必ず寄付をするようにしています。

そうやって、人助けの種を植えていくことが、やがては認知症予防の一助となると思って実行しています。

おわりに

ここまで認知症を予防するためにさまざまな事例を述べました。そして「認知症にならないため」には何をしたらいいのかを理解いただけたかと思います。

しかし「知っている状態」は認知症予防にはなりません。「知っている」状態から「実践する」のが非常に大切なのです。実践がなければ効果は現れません。

毎朝、実践3項目を掲げ、一日の終わりに実践したら○をつけます。実践3項目は毎日変えてかまいません。これを1年間続けてみてください。そうすると「実践」が「習慣」になります。習慣になれば努力しないで実行できる状態になるのです。**「良き習慣は人生を変える力があります」**。ぜひお試しください。

そして、最後にもう一つおまけのメッセージを聞いていただけますか。

私は若いころから「人はなぜ生きるのか」という問いの答えを探していました。そして、78歳にしてようやく見つけました。

その答えは**「人のために生きる」**ことでした。

人のために何かをして、相手が嬉しい顔をされるとこちらも嬉しくなります。人が喜ぶのを見て嬉しいと感じるのは人間だけです。この特権をぜひ生かしてほしいのです。もとより今の私は十分できていないのは重々承知の上ですが、この答えに間違いはありません。この答えは自然が教えてくださったのです。

たとえば、心臓は生まれてから一回も鼓動を止めたことはありません。心臓には有給休暇はないのです。その心臓は死ぬまで他の臓器のために一秒も休むことなく他の臓器のために働いています。仮に認知症になっても何か「人のためになること」はできます。その結果、認知症の患者さんは「生きる意味」を自覚できます。それは自分の「徳」となって魂に着いて離れません。その魂が生まれ変わってくると思うと、素敵だと思いませんか。

執筆を終えるにあたり、いつも私のために献身的に尽くしてくれている妻に、深甚なる感謝の気持ちを伝えたいと思います。

元子さん、生まれ変わってもまたお会いしたいですね。

杉本八郎

Reduced Risk of Incident Disability Among Community-Dwelling Older Persons. Am J Geriatr Psychiatry 2010；18：1093-1102.

70）American Academy of Neurology（2015年4月8日）「Can Arts, Crafts and Computer Use Preserve Your Memory?」American Academy of Neurology, https://www.aan.com/PressRoom/Home/PressRelease/1363（参照日：2020年7月19日）

71）Wakabayashi T, Yamaguchi K, Matsui K, et al. Differential effects of diet-and genetically-induced brain insulin resistance on amyloid pathology in a mouse model of Alzheimer's disease. Mol Neurodegener 2019 Apr 12；14（1）：15.

72）本間 昭. 認知症予防・支援マニュアル（改訂版）2009；37-38.

73）大平哲也, 広崎真弓, 今野弘規・他. 笑い・ユーモア療法による認知症の予防と改善（特集 認知症高齢者の相補代替医療（CAM））. 老年精神医学雑誌 2011；22（1）：32-38.

74）Luchetti M, Terracciano A, Stephan Y, et al. Personality and Cognitive Decline in Older Adults: Data From a Longitudinal Sample and Meta-Analysis. The Journals of Gerontology Series B 2016；71：591–601.

75）McGill University（2015年2月10日）「Fumer amincit une partie vitale du cerveau Nouvelles」McGill University、https://www.mcgill.ca/neuro/fr/channels/news/fumer-amincit-une-partie-vitale-du-cerveau-241649（参照日：2020年7月19日）

76）「認知症疾患診療ガイドライン」作成委員会. 認知症疾患診療ガイドライン2017. 医学書院 2017；131

77）Mukamal KJ, Kuller LH, Fitzpatrick AL, et al. Prospective study of alcohol consumption and risk of dementia in older adults. JAMA 2003；289：1405-1413.

78）松下幸生, 丸山勝也. アルコール依存と認知症. からだの科学 2006；251：39-44.

79）Xie L, Kang H, Xu Q, et al. Sleep drives metabolite clearance from the adult brain. Science 2013；342（6156）：373-377.

80）日本経済新聞（2013年6月1日）「アルツハイマー、歯周病で悪化　マウス実験で判明 名古屋市大大学院チーム」日本経済新聞、https://www.nikkei.com/article/DGXNASDG01009_R00C13A6CR8000/（参照日：2020年7月19日）

geographical areas of England: results of the Cognitive Function and Ageing Study I and II. Lancet 2013；382：1405-1412.

56）Livingston G, Sommerlad A, Orgeta V, et al. Dementia prevention, intervention, and care. Lancet 2017 Dec 16；390（10113）：2673-2734.

57）羽生春夫, 深澤雷太. 3.糖尿病性認知症. 日内会誌 2014；103：1831-1838.

58）Chiang CJ, Yip PK, Wu SC, et al. Midlife risk factors for subtypes of dementia: a nested case-control study in Taiwan. Am J Geriatr Psychiatry 2007 Sep；15（9）：762-771.

59）Watson T（2014年11月20日）「Rise in Weight Linked to Cognitive Decline in Older Adults」National Geographic News, https://www.nationalgeographic.com/news/2014/11/141118-obesity-brain-memory-alzheimers-aging-health-science-ngfood/（参照日：2020年7月19日）

60）Weuve J, Kang JH, Manson JE, et al. Physical activity, including walking, and cognitive function in older women. JAMA 2004；292（12）：1454-1461.

61）Tomata Y, Zhang S, Sugawara Y, et al. Impact of time spent walking on incident dementia in elderly Japanese. International journal of geriatric psychiatry 2019;34（1）：204-209.

62）Hotta H, Masamoto K, Uchida S, et al. Layer-specific dilation of penetrating arteries induced by stimulation of the nucleus basalis of Meynert in the mouse frontal cortex. J Cereb Blood Flow Metab 2013；33：1440-1447.

63）Hotta H, Uchida S, Kagitani F. Effects of stimulating the nucleus basalis of Meynert on blood flow and delayed neuronal death following transient ischemia in the rat cerebral cortex. Jpn J Physiol 2002；52：383-393.

64）Nakajima K, Uchida S, Suzuki A, et al. The effect of walking on regional blood flow and acetylcholine in the hippocampus in conscious rats. Auton Neurosci 2003；103：83-92.

65）Piché M, Uchida S, Hara S, et al. Modulation of somatosensory-evoked cortical blood flow changes by GABAergic inhibition of the nucleus basalis of Meynert in urethane-anaesthetized rats. J Physiol 2010；588：2163-2171.

66）Asada T, Motonaga T, Yamagata Z, et al. Associations between retrospectively recalled napping behavior and later development of Alzheimer's disease: association with APOE genotypes. Sleep 2000；23（5）：629-634.

67）デール・ブレデセン. アルツハイマー病 真実と終焉 "認知症1150万人"時代の革命的治療プログラム. ソシム 2018.

68）Sone T, Nakaya N, Ohmori K, et al. Sense of life worth living (ikigai) and mortality in Japan: Ohsaki Study. Psychosom Med 2008 Jul；70（6）：709-715.

69）Boyle PA, Buchman AS, Bennett DA. Purpose in Life is Associated with a

with Anti-Oxidant and Phytoestrogenic Activity. 大豆たん白質研究 2006-10;9(27):96-101.

42）内閣府食品安全委員会(2006年5月16日)「大豆及び大豆イソフラボンに関するQ&A」内閣府食品安全委員会、https://www.fsc.go.jp/sonota/daizu_isoflavone.html（参照日：2020年7月19日）

43）Kiso Y. Antioxidative roles of sesamin, a functional lignan in sesame seed, and it's effect on lipid- and alcohol-metabolism in the liver: a DNA microarray study. Biofactors 2004；21(1-4)：191-196.

44）Kagaya M, Iizuka Y, Osawa T, et al. Preventive Effects of Sesame Lignans on Fatty Liver Induced by Alcohol. Journal of home economics of Japan 1999-08；50(8)：807-812.

45）Kawakishi S. Antiplatelet factors in spices. 日本食品工業学会誌 1991；38（5）：445-453.

46）Cahill Jr GF. Fuel metabolism in starvation, Annual review of nutrition 2006；26：1-22.

47）Newport MT, Alzheimer's Disease: What If There Was a Cure? : The Story of Ketones 1st ed：Basic Health Publications, Inc.：2011

48）小原知之，清原 裕，神庭重信．地域高齢住民における認知症の疫学:久山町研究．九州神経精神医学 2014；60(2)：83-91.

49）Valls-Pedret C, Sala-Vila A, Serra-Mir M, et al. Mediterranean Diet and Age-Related Cognitive Decline: A Randomized Clinical Trial. JAMA internal medicine 2015；175(7)：1094-1103.

50）Morris MC, Tangney CC, Wang Y, et al. MIND diet associated with reduced incidence of Alzheimer's disease. Alzheimers Dement 2015 Sep；11(9)：1007-1014.

51）木下仁志，松田辰志，吉野勝美．先端科学技術爽やか対談（15）超高水圧加工玄米の特性とビジネス展開：超高水圧加工玄米の研究と新しい食品ビジネス展開を語る．島根県産業技術センター研究報告 2018-03；(54),：57-66.

52）Yang F, Lim GP, Begum AN, et al. Curcumin inhibits formation of amyloid beta oligomers and fibrils, binds plaques, and reduces amyloid in vivo. J Biol Chem 2005 Feb 18；280(7)：5892-5901.

53）Le Bars PL, Katz MM, Berman N, et al. A placebo-controlled, double-blind, randomized trial of an extract of Ginkgo biloba for dementia. North American EGb Study Group. JAMA 1997；278(16)：1327-1332.

54）木村有希，綱分信二，谷口美也子・他． アルツハイマー病患者に対するアロマセラピーの有用性. Dementia Japan 2005；19：77-85.

55）Matthews FE, Arthur A, Barnes LE, et al. A two-decade comparison of prevalence of dementia in individuals aged 65 years and older from three

Cognitive Decline in Women: The Nakajima Study. Journal of Alzheimer's Disease 2018；63(4)：1289-1297.

29) Galati EM, Monforte MT, Kirjavainen S, et al. Biological effects of hesperidin, a citrus flavonoid. (Note I)：antiinflammatory and analgesic activity. Farmaco 1994；40(11)：709–712.

30) 厚生労働省(2020年1月21日)『日本人の食事摂取基準(2020年版)』策定検討会報告書 厚生労働省、https://www.mhlw.go.jp/stf/newpage_08517.html（参照日：2020年7月19日）

31) Wardlaw GM, Snook JT. Effect of diets high in butter, corn oil, or high-oleic acid sunflower oil on serum lipids and apolipoproteins in men. Am J Clin Nutr 1990;51(5)；815-821.

32) Maron DJ, Lu GP, Cai NS, et al. Cholesterol-lowering effect of a theaflavin-enriched green tea extract：A Randomized Controlled Trial. Arch Intern Med. 2003；163(12)：1448-1453.

33) Maher P, Akaishi T, Abe K. Flavonoid fisetin promotes ERK-dependent long-term potentiation and enhances memory. PNAS October 31, 2006；103 (44)：16568-16573.

34) Nishimura M, Ohkawara T, Nakagawa T, et al. A randomized, double-blind, placebo-controlled study evaluating the effects of quercetin-rich onion on cognitive function in elderly subjects：J. Functional Foods in Health and Disease 2017；7：353-374.

35) Nekohashi M, Ogawa M, Ogihara T, et al. Luteolin and Quercetin Affect the Cholesterol Absorption Mediated by Epithelial Cholesterol Transporter Niemann–Pick C1-Like 1 in Caco-2 Cells and Rats. PLOS ONE 2014 May 23；9(5)：e97901.

36) Minakami H. Increased Folate Intake is Recommended. 日本補完代替医療学会誌 2009；6(2)：53-57.

37) Hashimoto T, Shinohara Y, Hasegawa H. et al. Homocysteine Metabolism. YAKUGAKU ZASSHI 2007；127(10)：1579-1592.

38) Chanet A, Milenkovic D, Deval C, et al. Naringin, the major grapefruit flavonoid, specifically affects atherosclerosis development in diet-induced hypercholesterolemia in mice. J Nutr Biochem 2012 May；23(5)：469-477.

39) Yoshida T, Hatano T, Ito H. Naturaly Occurring Nanomolecules, Tannins -Their Structures and Functions-. Journal of Synthetic Organic Chemistry, Japan 2004;62(5)：500-507.

40) Panchal SK, Poudyal H, Arumugam TV, et al. Rutin attenuates metabolic changes, nonalcoholic steatohepatitis, and cardiovascular remodeling in high-carbohydrate, high-fat diet-fed rats. J Nutr 2011 Jun；141(6)：1062-1069.

41) Aoki N, Arakawa E, Ito M. Studies on Anti-Obesity Effects of Soy Isoflavones

16）Baur JA, Pearson KJ, Sinclair DA, et al. Resveratrol improves health and survival of mice on a high-calorie diet. Nature 2006；444：337–342.

17）Miloso M, Bertelli AA, Nicolini G, et al. Resveratrol-induced activation of the mitogen-activated protein kinases,ERK1 and ERK2, in human neuroblastoma SH-SY5Y cells. Neurosci Lett 1999；264：141-144.

18）KIRIN（2019年10月31日）「世界初!『ビール苦味成分による認知機能改善効果』をヒト試験で確認－『熟成ホップ由来苦味酸』を用いた試験を実施－」KIRIN、https://www.kirin.co.jp/company/news/2019/1031_02.html（参照日：2020年7月19日）

19）Yassa MA, Borota D, Murray E, et al. Post-study caffeine administration enhances memory consolidation in humans. Nature Neuroscience 2014；17：201–203.

20）Fukushima Y, Takahashi Y, Hori Y, et al. Skin photoprotection and consumption of coffee and polyphenols in healthy middle-aged Japanese females. Int J Dermatol 2015；54：410-418.

21）Ohizumi Y. A New Strategy for Preventive and Functional Therapeutic Methods for Dementia -Approach Using Natural Products-. YAKUGAKU ZASSHI 2015；135：449-464.

22）Kobayashi Y, Inagawa H, Kohchi C, et al. Oral administration of Pantoea agglomerans-derived lipopolysaccharide prevents metabolic dysfunction and Alzheimer's disease-related memory loss in senescence-accelerated prone 8（SAMP8）mice fed a high-fat diet. PLOS ONE 2018；13（6）：e0198493.

23）株式会社ファンケル（2016年4月19日）「『フェルラ酸』に認知症予防の新機能を発見」株式会社ファンケル、https://www.fancl.jp/news/pdf/20160419_ferurasansinkinou.pdf（参照日：2020年7月19日）

24）Ishii Y, Matsuoka S, Eda S, et al. Effects of supplement contained ferulic acid, alpha-glycerophosphocholine, Ginkgo biloba extract and vitamin C on the cognitive function of the elderly with mild cognitive impairment -A randomized double-blind, placebo-controlled, parallel group comparative clinical study-. 日本認知症予防学会誌 2018；8.1

25）国立循環器病研究センター（2018年10月10日）「脳内BDNFの増強を目指す、新たな発芽玄米製造法の開発 ～適量の5-アミノレブリン酸が育てる良質な発芽玄米～」国立循環器病研究センター、http://www.ncvc.go.jp/pr/release/bdnf-.html（参照日：2020年7月19日）

26）Fujiwara M. Discovery of Allithiamine. ビタミン 1953；6：857-862.

27）Ouchi A, Aizawa K, Iwasaki Y, et al. Kinetic Study of the Quenching Reaction of Singlet Oxygen by Carotenoids and Food Extracts in Solution. Development of a Singlet Oxygen Absorption Capacity（SOAC）Assay Method. J. Agric. Food Chem. 2010；58：9967–9978.

28）Noguchi-Shinohara M, Abe C, Yuki-Nozaki S, et al. Higher Blood Vitamin C Levels are Associated with Reduction of Apolipoprotein E E4-related Risks of

1） Hardy JA, Higgins GA : Alzheimer's disease : the amyloid cascade hypothesis. Science 1992 ; 256 : 184–185

2） 齋藤洋, 阿部和穂. 認知症治療薬開発の最前線：シーエムシー出版 ; 2006.

3） 認知症ONLINE（2016年1月27日）「認知症の症状と種類 押さえておきたい基礎知識」 認知症ONLINE、https://ninchisho-online.com/dementia/symptom/（参照日：2020年7月19日）

4） 内閣府（2016）「平成28年版高齢社会白書 第1章 第2節3.高齢者の健康・福祉」 内閣府、https://www8.cao.go.jp/kourei/whitepaper/w-2016/html/gaiyou/s1_2_3.html（参照日：2020年7月19日）

5） Ohara T, Doi Y, Ninomiya T, et al. Glucose tolerance status and risk of dementia in the community: the Hisayama Study. Neurology 2011；77：1126-1134.

6） Ninomiya T, Ohara T, Hirakawa Y, et al. Midlife and late-life blood pressure and dementia in Japanese elderly: the Hisayama Study. Hypertension.2011；58：22-28.

7） Chandra V, Pandav R, Dodge HH, et al. Incidence of Alzheimer's disease in a rural community in India：The Indo–US Study. Neurology 2001 ; 57：985–989.

8） Ono K, Hasegawa K, Naiki H. et al. Curcumin has potent anti-amyloidogenic effects for Alzheimer's β-amyloid fibrils in vitro：J. Neurosci. Res 2004；75：742-750.

9） Ono K, Yamada M, Antioxidant compounds have potent anti-fibrillogenic and fibril-destabilizing effects for α-synuclein fibrils in vitro : J. Neurochem 2006；97：105-115.

10） Noguchi-Shinohara M, Yuki S, Dohmoto C. et al. Consumption of green tea, but not black tea or coffee, is associated with reduced risk of cognitive decline：PLOS ONE. 2014 May 14；9（5）：e96013.

11） 片岡洋祐, 宇都宮一泰, 金原紀章・他. テアニン高含有緑茶抹摂取による高齢者の認知症予防効果. 日本未病システム学会雑誌 2009；15（1）：17-23.

12） Otsuka R, Tange C, Nishita Y. et al. Serum docosahexaenoic and eicosapentaenoic acid and risk of cognitive decline over 10 years among elderly Japanese：Eur J Clin Nutr. 2014；68（4）：503-509.

13） Morris MC, Evans DA, Bienias JL, et al. Consumption of fish and n-3 fatty acids and risk of incident Alzheimer disease. Arch Neurol 2003；60：940–946.

14） 岡田斉, 萩谷久美子, 石原俊一・他. Omega-3 多価不飽和脂肪酸の摂取とうつを中心とした精神的健康との関連性について探索的検討 –最近の研究動向のレビューを中心に–. 人間科学研究 2008；（30）：87-96.

15） Renaud S, de Lorgeril M. Wine, alcohol, platelets, and the French paradox for coronary heart disease. Lancet 1992；339：1532-1526.

食品	成分	期待される効果
トマト	リコピン	抗酸化作用
にんじん、かぼちゃ、ほうれんそう	β-カロテン	抗酸化作用、肌の老化防止、視覚機能維持
パセリ、ピーマン、アセロラ、キウイ、レモン、いも類など	ビタミンC	肌の健康保持、免疫力維持
みかん、柚子	ヘスペリジン	抗アレルギー作用、動脈硬化抑制、血管や肌の老化防止
ナッツ	ビタミンE	抗酸化作用
ナッツ	オレイン酸	コレステロール抑制
紅茶	テアフラビン	抗酸化作用、抗菌作用
いちご	フィセチン	記憶力改善
玉ねぎ	ケルセチン	認知機能改善
しそ、ピーマン、春菊	ルテオリン	コレステロール抑制、花粉症抑制、抗酸化作用、抗腫瘍作用
レバー、菜花、枝豆、モロヘイヤ、ほうれんそう	葉酸	DNAやたんぱく質、赤血球の生成、骨粗しょう症予防、動脈硬化抑制
グレープフルーツ、はっさく	ナリンギン	血流改善、抗酸化作用
れんこん	タンニン	抗酸化作用、肌の健康維持
蕎麦	ルチン	血流改善、ビタミンC吸収促進
大豆	イソフラボン	抗酸化作用、更年期障害や骨粗しょう症予防
ごま、ごま油	セサミン	抗酸化作用、肝機能改善
ごま、ごま油	セサミノール	抗酸化作用、動脈硬化抑制
黄にら、にんにくオイル	アホエン	血小板凝集抑制作用、動脈硬化抑制
ココナッツオイル	ケトン体	脳のエネルギー源の一種

附録　認知症予防のための食品類

食品	成分	期待される効果
カレー	クルクミン	アミロイドβ凝集抑制・分解、α-シヌクレイン凝集抑制・分解
緑茶、抹茶	カテキン	アミロイドβ凝集抑制、抗酸化作用、コレステロール抑制、抗菌作用、血糖値抑制
緑茶、抹茶	テアニン	認知機能維持
魚	DHA	脳の神経組織の発育・維持
魚	EPA	中性脂肪低下、コレステロール抑制
えごま油、アマニ油、ナッツ、くるみ	α-リノレン酸	体内でDHA、EPAに変換される
赤ワイン	アントシアニン	抗酸化作用、血小板凝集抑制、動脈硬化予防、肌の老化防止
赤ワイン	レスベラトロール	長寿遺伝子の活性化、記憶力改善
ビール、ノンアルコールビール	ホップ	認知機能改善
コーヒー	カフェイン	記憶力改善
コーヒー	クロロゲン酸	抗酸化作用、肌の老化抑制
シークヮーサー	ノビレチン	脳の神経細胞活性化、アミロイドβ凝集抑制、抗酸化作用、肌の老化抑制
玄米、全粒粉	LPS（リポポリサッカライド）	免疫細胞活性化、アミロイドβ凝集抑制
玄米、全粒粉	フェルラ酸	抗酸化作用、紫外線吸収機能、リン酸化タウたんぱく質凝集抑制、認知機能改善
玄米、全粒粉、豚肉、豆類、かつお、うなぎ、にんにく	ビタミンB1	ブドウ糖をエネルギーに変換

著者プロフィール
杉本 八郎（すぎもと・はちろう）
1942年、東京生まれ。薬学者、脳科学者。工業高校を卒業後、エーザイ株式会社に入社。勤務の傍ら、中央大学理工学部工業化学科を夜学で卒業。新薬開発の研究室で、高血圧治療薬「デタントール」、そして世界初のアルツハイマー病治療薬「アリセプト」の創薬に成功した。

デザイン・レイアウト　三橋理恵子（Quomodo DESIGN）
写真　Stock Food/アフロ
校正　平入福恵
協力　杉山正博

世界初《せかいはつ》・認知症薬開発博士《にんちしょうやくかいはつはかせ》が教《おし》える
認知症《にんちしょう》予防《よぼう》 最高《さいこう》の教科書《きょうかしょ》

2020年9月29日　第1刷発行
2022年5月13日　第2刷発行

著　者　杉本八郎《すぎもとはちろう》
発行者　渡瀬昌彦
発行所　株式会社　講談社
〒112-8001　東京都文京区音羽2-12-21
販売　TEL03-5395-3606
業務　TEL03-5395-3615
編　集　株式会社　講談社エディトリアル
代　表　堺　公江
〒112-0013　東京都文京区音羽1-17-18　護国寺SIAビル6F
編集部　TEL03-5319-2171
印刷所　半七写真印刷工業株式会社
製本所　株式会社国宝社

ISBN978-4-06-520796-3